元素記号	元素名	原子量
Mn	Manganese マンガン	54.94
Mo	Molybdenum モリブデン	95.95
Mt	Meitnerium マイトネリウム	
N	Nitrogen 窒素	14.01
Na	Sodium ナトリウム	22.99
Nb	Niobium ニオブ	92.91
Nd	Neodymium ネオジム	144.2
Ne	Neon ネオン	20.18
Nh	Nihonium ニホニウム	
Ni	Nickel ニッケル	58.69
No	Nobelium ノーベリウム	
Np	Neptunium ネプツニウム	
O	Oxygen 酸素	16.00
Og	Oganesson オガネソン	
Os	Osmium オスミウム	190.2
P	Phosphorus リン	30.97
Pa	Protactinium プロトアクチニウム	231.0
Pb	Lead 鉛	207.2
Pd	Palladium パラジウム	106.4
Pm	Promethium プロメチウム	
Po	Polonium ポロニウム	
Pr	Praseodymium プラセオジム	140.9
Pt	Platinum 白金	195.1
Pu	Plutonium プルトニウム	
Ra	Radium ラジウム	
Rb	Rubidium ルビジウム	85.47
Re	Rhenium レニウム	186.2
Rf	Rutherfordium ラザホージウム	
Rg	Roentgenium レントゲニウム	
Rh	Rhodium ロジウム	102.9

元素記号	元素名	原子量
Rn	Radon ラドン	
Ru	Ruthenium ルテニウム	
S	Sulphur 硫黄	
Sb	Antimony アンチモン	121.8
Sc	Scandium スカンジウム	44.96
Se	Selenium セレン	78.97
Sg	Seaborgium シーボーギウム	
Si	Silicon ケイ素	28.09
Sm	Samarium サマリウム	150.4
Sn	Tin スズ	118.7
Sr	Strontium ストロンチウム	87.62
Ta	Tantalum タンタル	180.9
Tb	Terbium テルビウム	158.9
Tc	Technetium テクネチウム	
Te	Tellurium テルル	127.6
Th	Thorium トリウム	232.0
Ti	Titanium チタン	47.87
Tl	Thallium タリウム	204.4
Tm	Thulium ツリウム	168.9
Ts	Tennessine テネシン	
U	Uranium ウラン	238.0
V	Vanadium バナジウム	50.94
W	Tungsten タングステン	183.8
Xe	Xenon キセノン	131.3
Y	Yttrium イットリウム	88.91
Yb	Ytterbium イッテルビウム	173.0
Zn	Zinc 亜鉛	65.38
Zr	Zirconium ジルコニウム	91.22

（日本化学会 原子量専門委員会 2017資料を元に作成）

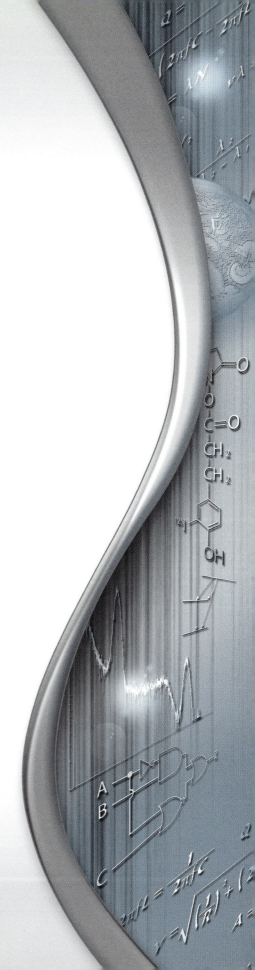

改訂第2版

診療放射線技師
スリム・ベーシック

放射化学

編集

福士政広
首都大学東京 健康福祉学部 放射線学科 教授

MEDICAL VIEW

**A Slim Basic Textbook of Radiochemistry
for Radiological Technologists, 2nd edition**
(ISBN 978-4-7583-1916-4 C3347)

Editor : Masahiro Fukushi

2010. 4. 10   1st ed
2018. 3. 10   2nd ed

©MEDICAL VIEW, 2018
Printed and Bound in Japan

Medical View Co., Ltd.
2-30 Ichigayahonmuracho, Shinjyukuku, Tokyo, 162-0845, Japan
E-mail   ed@medicalview.co.jp

《編集の序》

　2010年4月に講義用テキスト『診療放射線技師　スリム・ベーシック』シリーズの1冊として本書『放射化学』の初版が刊行されてから，早いもので約8年が経過しました。その間に国家試験出題基準の改定もあり，また多くの養成校でご活用いただく中で，学生がより学びやすく，かつ教員が講義でより使いやすくなるようにとの観点から，改訂第2版を刊行する運びとなりました。

　本シリーズの特徴は，初版に引き続き，先ずはとっつきやすく，楽しく学べることを基本に据え，学生の心を引きつけるための工夫として冒頭に「Introduction」を設け，それを一読することにより「これからどのようなことを学ぶのか」，また「本書の全体像を明確に把握できる」ように楽しく読み通せる内容を全巻にそれぞれ盛り込みました。

　各論では，「基本・原理」をしっかりと理解できるようストーリー性を持たせた構成とし，ビジュアル感覚豊かな学生や若手教員に敬遠されないよう，スリムだけれど内容は充実した講義用テキストとするべく心掛けてあります。学生にとって重要な「どうすれば短時間に効率良く確実に理解できるか」を追求するため，図・表・イラストや例題，欄外の解説を駆使し，また学習のモチベーションを維持するために「ここで学んだことが実際の臨床現場にどうつながっていくのか」をイメージできる記述も適宜盛り込みました。巻頭には「学習到達目標」を，各章末には「おさらい」を配置し，学生側も教員側も学習状況を把握しやすくしています。

　本書『放射化学』の改訂に当たっては，平成32年版国家試験出題基準に基づき加筆修正するとともに，近年核医学で用いられるようになった核種や，高速液体クロマトグラフィ（HPLC），ラジオアッセイ法についての記述を追加いたしました。例題もさらに充実しました。

　本書の不備な点については，読者の皆様のご教示をお願いできれば幸甚であります。

　発刊に当たり，本書の編集にご協力いただいたメジカルビュー社のスタッフの方々に感謝致します。

2018年2月

首都大学東京　福士政広

《執筆者一覧》

● 編　集 ●

福士政広
首都大学東京 健康福祉学部 放射線学科 教授

● 執筆者（掲載順）●

福士政広
首都大学東京 健康福祉学部 放射線学科 教授

柏倉健一
群馬県立県民健康科学大学 診療放射線学部 診療放射線学科 教授

山本勝美
中央医療技術専門学校 診療放射線学科 非常勤講師

眞正浄光
首都大学東京 健康福祉学部 放射線学科 准教授

CONTENTS

学習到達目標 …………………………………………………………………… xii

用語解説・MEMO一覧 ……………………………………………………… xiv

0章 | Introduction　　　　　　　　　　　　　　　　　　　[福士政広]

1 放射化学序論 ……………………………………………………………… 2

　1 放射能の発見 ……………………………………………………………… 2

　2 原子の構造と放射線 ……………………………………………………… 4

　　■ 放射性同位体 (RI)

　　■ 放射線の種類

　　■ 放射性同位体の製造法

　　■ α壊変

　　■ β壊変

　　■ γ線

　　■ 放射能および放射性物質の量

　3 RI標識化合物 …………………………………………………………… 10

　　■ RI標識化合物の合成法

　　■ RI標識化合物の標識位置の表し方

　　■ RI標識化合物の合成方法

　　■ RI標識化合物の安定性

　　■ RI標識化合物の用語

　　■ 放射平衡

　4 放射性核種の分離 ……………………………………………………… 13

　5 放射性核種の化学的な利用 …………………………………………… 14

1章｜元素

[柏倉健一]

① 元素の性質 ……………………………………………………… 16

1 原子 ………………………………………………………… 17
- ボーアの原子模型
- 軌道電子
- 励起
- 電離 (イオン化)
- 元素
- 核種

2 原子核 ……………………………………………………… 20
- 質量数
- 原子番号
- 周期表

3 同位体と放射性同位体 ……………………………………… 24
- 同位体
- 放射性同位体 (放射性同位元素)
- 核図表
- 同位体存在比と原子量

4 放射能と単位 ………………………………………………… 28
- 電離放射線
- 放射性壊変
- 放射能の強さの単位
- 放射線の強さの単位
- 放射線の作用の強さの単位

5 放射性壊変の種類 …………………………………………… 33
- 原子核の不安定要因
- α 壊変
- β 壊変
- 軌道電子捕獲
- γ 壊変
- 内部転換
- 核異性体転移
- 壊変図

6 統一原子質量単位と結合エネルギー ……………………… 44
- 原子質量
- 統一原子質量単位

- 質量とエネルギーの等価性
- 原子核の結合エネルギー
- 質量欠損の計算

2 放射性核種 ·· 47

1 放射性壊変の法則 ·· 48
- 1個の原子がいつ壊変するか？
- 多数の原子が，ある時間にどのぐらい壊変するか？

2 半減期 ·· 50

3 平均寿命 ·· 52

4 有効半減期 ·· 52
- 物理学的半減期
- 生物学的半減期
- 有効半減期

5 放射平衡 ·· 53
- 放射性壊変（崩壊）系列
- 放射平衡
- 放射平衡における原子数

6 過渡平衡 ·· 55
- 成立条件
- 平衡の状態
- 理由

7 永続平衡 ·· 56
- 成立条件
- 平衡の状態
- 理由

8 放射平衡が成立しない場合 ·· 58

9 天然放射性核種 ·· 58
- 一次放射性核種
- 二次放射性核種
- 放射性壊変系列に属さない天然の放射性核種
- 誘導放射性核種

10 人工放射性核種 ··· 62
- 人間活動で生成する放射性核種

11 年代測定 ·· 62
- 天然の時計を使った年代測定

➡ **おさらい** ··· 65

2章 | 放射性核種の製造

[柏倉健一]

1) 核反応 ··· 68

1 核反応 ·· 68
- 核反応
- 散乱
- 吸収

2 核反応とエネルギー ·· 71
- ラザフォードの実験

3 核分裂 ·· 72
- 液滴モデル
- エネルギーの放出
- 核分裂の制御

2) 放射性核種の製造 ··· 75

1 放射性核種の製造 ·· 75

2 原子炉による製造 ·· 77
- 核反応の利用
- 核分裂の利用
- 中性子による核反応での製造
- 中性子と物質との相互作用
- 核分裂による製造

3 サイクロトロンによる製造 ······································ 81
- サイクロトロン
- サイクロトロンによる製造の実際
- 医用小型サイクロトロン（院内サイクロトロン）

4 核反応断面積（原子核断面積） ·································· 86
- 核反応断面積の単位
- 全断面積
- 励起関数
- 核反応による原子番号および質量数の変化
- 照射時間と生成放射能

5 無担体放射性核種の調整法 ······································ 91

3) ジェネレータ ·· 92

1 ジェネレータの親核種と娘核種 ································· 92
- ジェネレータ

viii

2　^{99}Mo-^{99m}Tcジェネレータにおけるミルキング ………………………… 93
　　■ ^{99}Mo-^{99m}Tcジェネレータの特徴

➡ **おさらい** ………………………………………………………………………………… 98

3章｜放射性核種の分離および純度検定 ［福士政広・山本勝美］

① 分離の必要性と特殊性 ………………………………………………… 100
1　分離の必要性と特殊性 …………………………………………………… 100
2　放射性核種の分離 ………………………………………………………… 100

② 共沈法 ……………………………………………………………………… 101
1　共沈法の反応例 …………………………………………………………… 101
　　■ ^{90}Sr-^{90}Yから^{90}Yの分離
　　■ 沈殿生成物と溶解度積
　　■ リン酸イオンと硫酸イオンの分離
　　■ 担体の化学形

③ 溶媒抽出法 ……………………………………………………………… 105
1　分配係数の求め方 ………………………………………………………… 106
　　■ 鉄イオン〔Fe^{3+}〕のジイソプロピルエーテルによる抽出

④ クロマトグラフィ ……………………………………………………… 108
1　ペーパークロマトグラフィ …………………………………………… 108
2　薄層クロマトグラフィ …………………………………………………… 109
3　カラムクロマトグラフィ ……………………………………………… 110
　　■ 実験例① 成分A，B，Cの分離
　　■ 実験例② 過テクネチウム酸ナトリウムの分離
4　ガスクロマトグラフィ …………………………………………………… 111
5　イオン交換クロマトグラフィ ………………………………………… 112
　　■ 分離例① 海水から真水を取り出す
　　■ 分離例② 陰イオン交換樹脂に対する金属イオン吸着
6　高速液体クロマトグラフィ …………………………………………… 115
　　■ HPLCの構成
　　■ 検出器の種類
　　■ 原理
　　■ 分離モードとカラムの種類

5 その他の分離法 ………………………………………………………… 117
　　1　電気化学的方法 (イオン化傾向) ……………………………… 117
　　2　電気泳動法 ……………………………………………………… 119
　　3　ラジオコロイド法 ……………………………………………… 120
　　　■ 分離例
　　4　昇華・蒸留法 …………………………………………………… 120
　　5　ジラード-チャルマー法 (ホットアトム) …………………… 121
　　　■ 反跳エネルギーによる化学形の変化
　　　■ 化学形の変化による溶解性の違い

➡ **おさらい** ……………………………………………………………… 122

4章｜放射性標識化合物　　　　　　　　［福士政広・山本勝美］

1 標識化合物とは ……………………………………………………… 126

2 標識化合物の合成法 ………………………………………………… 127
　　1　化学的合成法 …………………………………………………… 127
　　　■ ^{14}C 標識化合物の合成 (グリニャール合成法)
　　　■ ^{3}H 標識化合物の合成
　　　■ ^{35}S 標識化合物の合成
　　2　生合成法 ………………………………………………………… 129
　　3　同位体交換法 …………………………………………………… 129
　　4　ホットアトム法 (反跳標識法) ……………………………… 129
　　5　ウィルツバッハ法 ……………………………………………… 129
　　6　スズ還元法 ……………………………………………………… 129
　　7　標識位置の表し方 ……………………………………………… 130
　　8　放射性ヨウ素の蛋白質標識法 ………………………………… 131
　　　■ 直接標識法
　　　■ 間接標識法

3 標識化合物の純度 …………………………………………………… 133
　　1　化学的純度 ……………………………………………………… 133
　　2　放射性核種純度 ………………………………………………… 133
　　3　放射化学的純度 ………………………………………………… 134

4）標識化合物の保存 ··· 136

　　1　壊変による分解 ··· 136

　　2　自己の放射線による分解（一次分解） ·············· 136

　　3　二次分解 ··· 136

　　4　化学的分解 ··· 137

➡ **おさらい** ··· 138

5章｜放射性核種の化学的利用　　　　　　［眞正浄光］

1）化学分析への利用 ··· 142

　　1　放射性物質の化学的性質 ···························· 142

　　2　放射線の物理的性質 ································· 143

　　3　放射能（線）を利用した化学分析法 ················· 144

　　　■ 放射分析法

　　　■ 同位体希釈法

　　4　加速器を利用した分析 ······························· 149

　　　■ 加速器の仕組みと新たな取組み

2）トレーサ利用 ·· 153

　　1　ホットアトム法 ··· 153

　　2　ラジオコロイド法 ······································· 154

　　3　同位体効果 ··· 154

　　4　同位体交換反応 ··· 154

　　5　オートラジオグラフィ ··································· 155

　　　■ イメージングプレート法

　　6　ラジオアッセイ法 ······································· 160

　　7　アクチバブルトレーサ法 ································· 160

➡ **おさらい** ··· 161

索引 ·· 163

学習到達目標

項　目		学習到達目標
0章	Introduction	放射能発見の経緯をはじめ，「原子の構造と放射線」「RI標識化合物」「放射性核種の分離」「放射性核種の化学的な利用」など，本書で学ぶ放射化学の概要を把握することを学習到達目標とする
1章	元素	原子と元素の関係を理解し，そこから生じる性質（原子番号，質量数，放射能，同位体，結合エネルギー）や放射性壊変，放射性核種について理解することを学習到達目標とする
	1 元素の性質	原子核と電子からなる原子の構造と，原子番号や質量数が何を示しているのか，また同位体，放射能，結合エネルギー，放射性壊変など，原子がもつさまざまな性質の基礎を理解する
	2 放射性核種	放射性核種の放射能が壊変により減少する事象について，半減期（物理的半減期，生物学的半減期，有効半減期），平均寿命，放射平衡（過渡平衡，永続平衡）などを理解する
2章	放射性核種の製造	核反応の種類とエネルギー，放射性核種の製造について理解することを学習到達目標とする
	1 核反応	入射粒子と標的核が衝突して散乱や核分裂が起こりエネルギーが変化すること，また核分裂は自発核分裂と誘導核分裂の2種類があることを理解する
	2 放射性核種の製造	放射性核種の製造法として，原子炉で中性子を用いる方法とサイクロトロン（加速器）で荷電粒子を用いる方法を学ぶほか，核反応断面積，無担体RIの調整法についても理解する
	3 ジェネレータ	^{99}Mo-^{99m}Tc ジェネレータにおけるミルキングを例に，親核種と娘核種の関係を利用して放射性核種を製造するジェネレータについて理解する
3章	放射性核種の分離および純度検定	放射性核種のさまざまな分離法について理解することを学習到達目標とする
	1 分離の必要性と特殊性	純粋な放射性核種を得る分離の必要性と特殊性，純度検定，および担体について理解する
	2 共沈法	放射性核種の沈殿反応を利用する共沈法では担体が必要であること，溶解度積について理解する
	3 溶媒抽出法	放射性核種を水相と有機相に分配する溶媒抽出法では有機溶媒を用いること，分配係数について理解する
	4 クロマトグラフィ	放射性核種が物に吸着する性質を利用する分離法として「ペーパークロマトグラフィ」「薄層クロマトグラフィ」「カラムクロマトグラフィ」「ガスクロマトグラフィ」「イオン交換クロマトグラフィ」などがあり，またそれぞれで用いる吸着剤について理解する
	5 その他の分類	電気化学的方法，電気泳動法，ラジオコロイド法，昇華・蒸留法などの分離法について理解する

4章	放射性標識化合物	標識化合物の特徴と用途，合成法，純度，保存法について理解することを学習到達目標とする
	1 標識化合物とは	標識化合物の特徴と用途，合成の必要性について理解する
	2 標識化合物の合成法	「化学的合成法」「生合成法」「同位体交換法」「ホットアトム法」「ウィルツバッハ法」「スズ還元法」「放射性ヨウ素の蛋白標識法」などさまざまな標識化合物の合成法と，その特徴について理解する
	3 標識化合物の純度	標識化合物の純度を示す「化学的純度」「放射性核種純度」「放射化学的純度」について，それぞれの内容と特徴を理解する
	4 標識化合物の保存	標識化合物の4つの分解形式と，その保存方法について理解する
5章	放射性核種の化学的利用	放射性核種の性質を知り，その性質がどのように活用されているか理解することを学習到達目標とする
	1 化学分析への利用	放射性物質の化学的性質と放射線の物理的性質を利用した化学分析法について理解する
	2 トレーサ利用	放射性同位元素をトレーサとして用いる方法について，オートラジオグラフィ（イメージングプレート法）をはじめホットアトム効果，ラジオコロイド，同位体効果，同位体交換反応，アクチバブルトレーサ法について理解する

Term a la carte
用語解説・MEMO 一覧

あ
アクチニウム系列……………………………59
アボガドロ定数………………………………44
アミノ酸………………………………… 129
アルミナのカラム……………………………93
医用小型サイクロトロン………………………84
陰イオン加速型サイクロトロン………………83
ウィルツバッハ法……………………… 155
宇宙線によって生成された ^{14}C …………63
ウラン系列…………………………… 48, 59
液滴モデルと殻モデル………………………74
塩化第一スズ…………………………… 129
オージェ電子…………………………………37

か
カウ………………………………………47
核異性体………………………………………18
核種……………………………………………16
確認試験………………………………………84
核反応とクーロン障壁………………………71
核分裂…………………………………………70
核分裂収率……………………………………70
核粉砕反応……………………………………61
核力とクーロン力……………………………34
加速器質量分析法（AMS法）………………63
過テクネチウム酸ナトリウム…………………93
荷電粒子………………………………………18
還元…………………………………… 127
基底状態と励起状態…………………………18
軌道電子捕獲…………………………………37
キレート………………………………… 129
空気カーマ……………………………………30
クーロン障壁…………………………………68
グリニャール試薬……………………… 127
クロマトグラフィ……………………… 100, 146
クロラミン-T ………………………… 131
クロレラ………………………………… 129
結合エネルギー………………………………35
原子核の安定性………………………………16
原子番号………………………………………16
元素……………………………………………16
減速材…………………………………………77
高速中性子……………………………………79

さ
サイクロトロンで製造される主な放射性核種
………………………………………82
酸化…………………………………… 131
ジイソプロピルエーテル……………… 106
質量分析計…………………………… 126
自動合成装置…………………………………85
自動合成装置の導入…………………………84
周期律…………………………………………20
重粒子線がん治療…………………… 151
純度試験………………………………………84
シングルフォトン放出核種の製造方法…76
スピン…………………………………………41
スルフィン酸………………………… 128
製造管理，品質管理…………………………84
遷移……………………………………………18
遷移元素………………………………………22
組織加重係数…………………………………32

た
担体…………………………………… 100
断面積…………………………………………86
遅発中性子……………………………………73
中性微子………………………………………36
中性子照射時間と生成放射能との関係…90
チロシン……………………………… 131
天然放射性核種……………………… 58, 61
デンプン……………………………… 129
電離能力………………………………………28
電離放射線……………………………………28
同位体交換反応……………………… 129
統一原子質量単位……………………………44
トリウム系列………………………… 48, 59
トレーサ（追跡子）…………………… 126

な
二重結合……………………………… 128
熱中性子……………………………… 30, 79
ネプツニウム系列……………………………59

は

発熱性物質試験 …………………………84
パリティ ……………………………………41
半減期 ………………………………………47
ヒスチジン ………………………………131
比放射能 ……………………………75, 100
標識 …………………………………………93
標識化合物（ラベル付化合物）…………126
表面効果 ……………………………………35
複合核 ………………………………………73
沸点 ………………………………………133
ブドウ糖 …………………………………129
分岐壊変 ……………………………………41
ヘッドスペース …………………………137
放射性医薬品 ………………………………75
放射性壊変（崩壊）…………………………16
放射性核種 …………………………………17
放射性同位体と放射性同位元素………16
放射線 ………………………………………17
放射線化学反応 …………………………136
放射線加重係数 ……………………………31
放射線測定による主な年代測定法………64
放射能と放射線の強さ ……………………33
放出粒子 ……………………………………68
捕獲 …………………………………………70
捕獲γ線 ……………………………………70
ポジトロン放出核種の製造方法…………77
ホットアトム効果 ………………………153

ま

マクロ断面積 ………………………………86
魔法数（マジックナンバー）………………35
無菌試験 ……………………………………84
無担体 ………………………………………80
無担体状態における比放射能…………91
無担体分離 …………………………………77

や

有核原子模型 ………………………………18
有機酸 ……………………………………127
融点 ………………………………………133
誘導天然放射性核種 ………………………61
溶解度積 …………………………………101
溶媒抽出法 ………………………………146
ヨードゲン ………………………………131

ら

ラジオコロイド …………………………100
ラジカル …………………………………136
ラジカルスカベンジャ …………………136
ランタノイドとアクチノイド……………22
リジン ……………………………………132
硫化物 ……………………………………128
粒子放出反応 ………………………………70
励起 …………………………………………17
励起関数 ……………………………………88
ローレンツ力 ………………………………82

A〜Z

ln ……………………………………………47
(n, p), (n, α)反応 …………………………77
RIA ………………………………………160

数字・記号

^{68}Ga …………………………………………76
^{81}Rb-^{81m}Kr ジェネレータ ……………92
^{82}Rb …………………………………………76
^{89}Sr …………………………………………79
^{90}Y …………………………………………79
^{99m}Tc ………………………………………76
^{99}Mo の製造方法 ……………………78
^{223}Ra ………………………………35, 79
$^{235}U(n, f)$ ^{99}Mo 反応もしくは $^{98}Mo(n, \gamma)$
　^{99}Mo 反応 ………………………………93
β^-壊変 …………………………………36
β^+壊変 …………………………………36

0章

Introduction

1 Introduction
放射化学序論

放射化学は，放射性物質に関連する事象を取り扱う化学の一分野である。例えば，核反応，核分裂，放射性同位体の分離，ホットアトム，メスバウアー効果，放射化学分析，放射線計測・測定，同位体交換・分離，放射性同位体に関わる宇宙地球化学，核化学，環境放射能，放射性同位体の化学的挙動など多岐にわたる。

1 放射能の発見

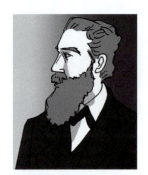

Wilhelm Conrad Röntgen
(1845—1923)

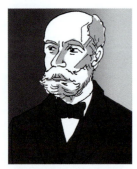

Antoine Henri Becquerel
(1852—1908)

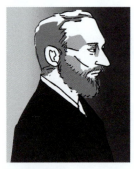

Pierre Curie
(1859—1906)

　放射能の発見の歴史から振り返ってみよう。19世紀末，真空放電の実験をしていた**ウィルヘルム・コンラッド・レントゲン**は，偶然に放電管の電極から目に見えない何かが放射されて写真乾板を感光させ，蛍光物質（シアン化白金バリウム）を光らせることに気がついた。そして，それが物質を突き抜ける不思議な性質をもった光線のようなものが出ているためであることを発見した。レントゲンはこの正体のわからないもの（未知なる線）を**X線**と名付けた。1895年11月8日のことである。

　レントゲンは1895年12月28日，ドイツのヴュルツブルク大学教授時代の「ヴュルツブルク物理学医学会報1895年第9号」論文の中の一節で「放電管と蛍光板の間に手を入れると，手の影がごく薄く見える中に手の骨の影がそれより黒く見える」と発表した。これが世にいうX線発見の第一報である。X線は放射線の一つであり，放射線というものの存在を初めて人類に知らせたのがレントゲンで，後に第1回ノーベル物理学賞（1901年）を受賞した。

　そして，レントゲンのX線発見の翌年1896年2月，フランスの**ベクレル**は，偶然のことだが，写真乾板の上に薄い銅製の十字架を置き，さらにその上にウラン化合物の結晶をのせ，机の引き出しの中にしまっておいた。そして，そのしまっておいた写真乾板を現像してみると十字架の形がくっきりと写っていた。ベクレルはウラン化合物が何かX線に似たもの**"放射線"**を出していると考え，このように物質が放射線を出す性質を**放射能**と名付けた。

　放射線と放射能の違いは，光（ひかり）と，明るく光っている状態の電球の関係だと考えると，簡単に理解できる。光線つまり光（ひかり）そのもの＝放射線で，光（ひかり）を出す能力をもつモノつまり電球＝放射能となる。

　現在，放射能の単位はキュリー：Ciからベクレル：Bqに代わって使われている。これは放射能発見というベクレルの業績に対しての敬意のあらわれである。

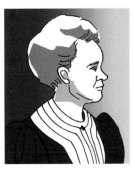
Marie Curie
(1867—1934)

1898年，**マリー・キュリー**（キュリー夫人）は，夫のピエール・キュリーと共同でウラン鉱物であるピッチブレンドから放射能をもった元素を分離することを試みた。大量のピッチブレンドを化学処理し，ベクレルが用いたウラン化合物の400倍も感光作用が強い元素を発見した。その元素をキュリー夫人の母国ポーランドにちなんでポロニウムと命名した。続いて同じ年の末に，ウラン化合物の250万倍も強い感光作用を示す元素を発見した。この元素がおなじみの**ラジウム**である。ラジウムはベクレルが用いた化合物のなんと10億倍の強さの感光作用をもっていた。

ラジウムを発見した当時の化学では，元素を同定するためには1g程度の純粋なものがなければならなかったため，ラジウム1gの放射能を1キュリーとして，ちょっと前まで放射能の単位にはキュリー：Ciが使われていた。なお同年には英国のアーネスト・ラザフォードがα線とβ線を，1900年にポール・ヴィラールがγ線を発見するなど，おなじみの放射線が19世紀末に発見されている。

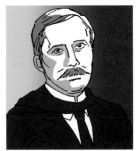
Ernest Rutherford
(1871—1937)

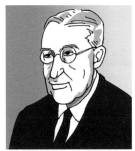
Victor Franz Hess
(1883—1964)

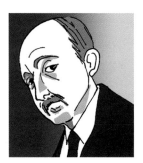
George de Hevesy
(1885—1966)

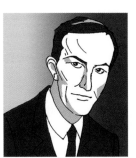
James Chadwick
(1891—1974)

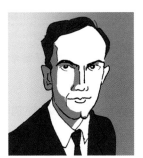
Carl David Anderson
(1905—1991)

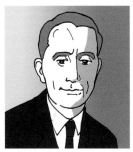
Frédéric Joliot
(1900—1958)

また，1911年には**ビクター・フランツ・ヘス**（オーストリア）が**宇宙線**を発見し，1913年に**ゲオルク・ド・ヘヴェシー**（ハンガリー）が**放射性トレーサー法**を確立した。

　「核医学の父」と呼ばれるハンガリー生まれの科学者G.ヘヴェシーは，**放射性同位体**（radioisotope：RI，詳しくは後述）をトレーサーとして最初に研究に利用した人物で，彼は天然の鉛のRIを用いて，1913年，鉛化合物の溶解度を測定するのに成功し，**放射性トレーサー法**を開発した。

　1930年代に入ると，アメリカのE.ローレンスが，**サイクロトロン**という装置を建設した。このサイクロトロンを用いて，当時，いろいろなRIが製造され，現在に至っている。

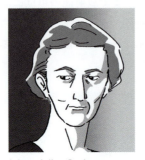
Irène Joliot-Curie
(1897—1956)

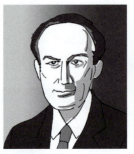
Enrico Fermi
(1901—1954)

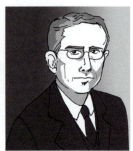
Ernest Orlando Lawrence
(1901—1958)

2 原子の構造と放射線

　元素の源は**原子**で，原子は**原子核**と，そのまわりの軌道をまわる**電子**からなる。さらに原子核は，**陽子**と**中性子**からなる。原子核の種類は，陽子の数と中性子の数，およびエネルギー状態で決定され，これを**核種**と呼ぶ。

　陽子の数が原子番号を表し，**陽子と中性子の数の和が質量数**になる（**図1**，**図2**）。

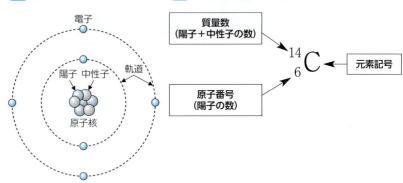

図1 炭素原子の模式図　　図2 放射性核種の例（原子番号は省略可）

■ 放射性同位体（RI）

　陽子の個数が同じで中性子の個数が異なる原子，すなわち原子番号が同じで質量数が異なる原子を**同位体**または**同位元素（アイソトープ）**と呼ぶ。同位体のうち，放射線を放出して他の核種に変化するものは**放射性同位体（ラジオアイソトープ：RI）**である。図3に示す水素では3種類の同位体のうち，トリチウムだけが放射性同位体となる。また，表1にアイソトープの例を示す。なお，放射性同位体の放射能は後で述べるが半減期にしたがい減衰する。

図3 水素元素の同位体

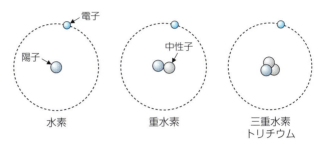

水素　　　　　重水素　　　　　三重水素
　　　　　　　　　　　　　　　トリチウム

表1 RI核種の例

	原子番号（Z）	同位体の例	放射性同位体の半減期
水素	1	^1H, ^2H, ^3H	^3H（12年）
炭素	6	^{11}C, ^{12}C, ^{13}C, ^{14}C	^{11}C（20分），^{14}C（5,730年）
リン	15	^{31}P, ^{32}P, ^{33}P	^{32}P（14日），^{33}P（25日）
ヨウ素	53	^{123}I, ^{125}I, ^{127}I, ^{131}I など	^{123}I（13時間），^{125}I（60日），^{131}I（8日）

■ 放射線の種類

　α線は，原子核から飛び出したヘリウム原子核（陽子2個，中性子2からなる）である。**β線**は，原子核から放出された電子であり，**γ線**は原子核内から放出された電磁波である。図4に各放射線の透過力の違いを示す。

図4 放射線の透過力

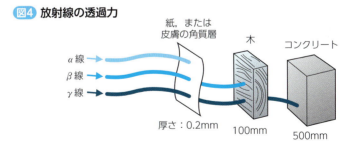

■ 放射性同位体の製造法

　放射性同位体は自然界にも存在するが，原子炉やサイクロトロンおよび放射平衡を利用したジェネレータなどで人工的につくりだされたものが使用される。また，図5に ^{14}C の生成核反応の模式図を，表2にはよく使用される人工核種の生成核反応の例を示す。

図5 炭素14の生成核反応

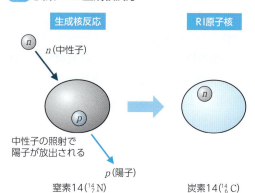

表2 よく使用されるRIの生成核反応の例

生成核反応	RI核種	壊変形式	娘核種
$^6Li(n, \alpha)$	^3H	β	^3He
$^{14}N(n, p)$	^{14}C	β	^{14}N
$^{18}O(p, n)$	^{18}F	β^+ or EC	^{18}O
$^{20}Ne(d, \alpha)$	^{18}F	β^+ or EC	^{18}O
$^{32}S(n, p)$	^{32}P	β	^{32}S
$^{35}Cl(n, p)$	^{35}S	β	^{35}Cl
$^{124}Xe(n, \gamma)$で生成する^{125}XeのEC壊変	^{125}I	EC	^{125}Te

※生成核反応は括弧内の左側に入射粒子を、右側に放出粒子を標記することになっている。

自然界に存在する核種は地球が誕生（図6）したときに存在した**一次放射性核種**（^{238}U, ^{235}U, ^{232}Tnなどの壊変系列（60ページ参照）を構成する核種, ^{40}Kなどの壊変系列を構成しないもの）, **二次放射性核種**（一次放射性核種の壊変によって生成された^{222}Rn, ^{226}Raなど）, **誘導放射性核種**（自然界の核反応で生成するもので, 宇宙線による核反応^3H, ^{14}Cなど, 放射性鉱物由来の放射線による核反応^{233}U, ^{237}Npなど）および消滅放射性核種（壊変しつくされ消滅した^{237}Npなど）がある。しかし, 現在も存在するのは一次放射性核種, 二次放射性核種, 誘導放射性核種である。

図6 ビッグバンから地球誕生まで

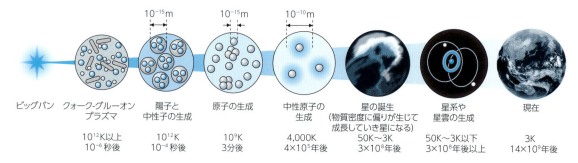

■ α壊変

α線は重い原子核（ウラン, アメリシウム, ラジウムなど）から放出された高速のヘリウム原子核である。α線が放出されると, 元の原子核よりも陽子, 中性子がそれぞれ2個ずつ減った原子核になる。このような壊変を**α壊変**と呼び, 原子核反応は次のように表記する。

$$^{226}_{88}Ra \rightarrow \,^{222}_{86}Rn + \,^4_2He$$

医療では$^{223}RaCl_2$を用いたα核種内用療法が開始され成果を上げている。また, 身近なところでもα放出核種が使用されている。例えば煙感知器には微量のアメリシウム-241（^{241}Am）を使用しているものがある。

■ β壊変

　β線は原子核から放出された高速の電子（electron）であり、β線が放出されると、もとの原子核よりも陽子が1個多く、中性子が1個少ない原子核になる。このような壊変を**β壊変**と呼ぶ。また、原子核内の1個の陽子が中性子に変化し、高速の陽電子（positron）が放出される壊変の形式があり、これを**β⁺壊変**と表現し、β⁺線が放出されると元の原子核よりも陽子が1個少なく、中性子が1個多い原子核になる。このような壊変をβ⁺壊変と呼ぶ。β⁺壊変に対してβ壊変をβ⁻壊変と表記することもある。通常はβ壊変といえばβ⁻壊変をさす。

$$\beta^-(\beta)\text{線}: {}^{14}_{6}\text{C（中性子8；陽子6）}$$
$$\rightarrow {}^{14}_{7}\text{N（中性子7；陽子7）} + \text{電子}$$
$$\beta^+\text{線}: {}^{11}_{6}\text{C（中性子5；陽子6）}$$
$$\rightarrow {}^{11}_{5}\text{B（中性子6；陽子5）} + \text{陽電子}$$

　医療ではβ線の生物作用を利用した⁸⁹Sr、⁹⁰Y、¹³¹I、¹⁵³Sm、¹⁷⁷Luなどの内用療法が実施されている。また、β線放出核種は身近なところでは夜光塗料や蛍光灯のグロー放電管などに使用されている。さらに、β⁺線放出核種は医療でPET検査に使用され威力を発揮している。

■ γ線

　壊変が起こった後の原子核は励起状態にあることが多く、通常はきわめて短い時間内に余分のエネルギーを電磁波として放出して、安定な状態となる。この原子核内より放出される電磁波を**γ線**（光子photon）と呼ぶ。

　X線はγ線と性質は同じだが、原子核外の軌道電子の状態変化により放出される電磁波である。例えばβ壊変一種である**軌道電子捕獲**（electron capture：EC）という壊変形式では、原子核内の1個の陽子が中性子に変化するとき、軌道電子を1個取り込むが、このときできた空孔が外側の軌道電子によって埋められるときX線が放出される。この他、X線の放出には**内部転換**（internal conversion：IC）がある（図7）。

図7 各壊変図

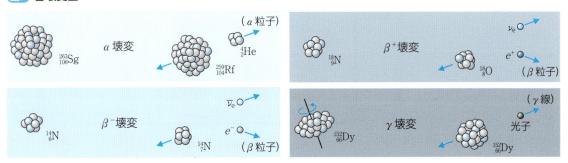

■ 放射能および放射性物質の量

原子核が放射線を出して他の原子核に変わる性質を**放射能**と呼び、その現象を**壊変**と呼ぶ。また放射能という言葉はこの性質を表すものにも使われる。単位は壊変毎秒で1秒あたりの壊変数（disintegration per second：dps）であり、SI単位では**ベクレル**[Bq]で表す。

以前使用された**キュリー**[Ci]はSI単位ではないが、現在でもよく使用される。ベクレル[Bq]は1896年にウランからの放射線を、キュリー[Ci]は1898年にラジウムを発見したそれぞれの研究者の名前から採られている。1Ciはラジウム1gの放射能とほぼ同じである。表3に放射化学の分野でよく使用される核種（^{3}H、^{14}C、^{32}P）の物理的特性と取扱法を示す。

表3 放射化学の分野でよく使用される核種の物理的特性と取扱法

$1Bq = 1壊変毎秒[dps] = 2.7 \times 10^{-11} Ci$

核種		^{3}H	^{14}C	^{32}P
壊変形式		β	β	β
最大β線エネルギー[MeV]		0.0186	0.156	1.709
半減期		12.3年	5,730年	14.3日
最大比放射能[Ci/mg]		9.6	4.4	285
β線の最大飛程[mm]	空気中	6	240	7,900
	水中	0.006	0.28	7.6
試料測定		LSC（液体シンチレーションカウンタ）	LSC	LSC
汚染検査		スミア法	GM管式サーベイメータ	GM管式サーベイメータ

① β線エネルギー

α壊変の場合には一定のエネルギー（線スペクトル）をもった**α粒子**（図8）が放出されるのに対し、β壊変では最大エネルギーE_{max}以下種々のエネルギーをもった**β粒子**が放出される。そのため、β線スペクトルは固有の最大値以下の連続スペクトル（図9）となる。

図8 イオン注入型シリコン半導体検出器による^{241}Amのα線スペクトル

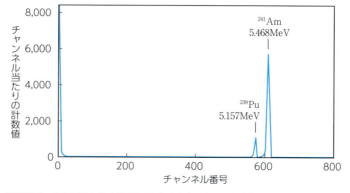

資料提供：日本原子力研究所（現・日本原子力研究開発機構）
出所：原子力百科事典ATOMICA（http://www.rist.or.jp/atomica/）

図9 リチウムドリフト型シリコン半導体検出器による^{137}Csのβ線および内部転換電子のスペクトル

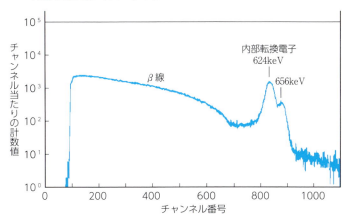

資料提供：日本原子力研究所（現・日本原子力研究開発機構）
出所：原子力百科事典ATOMICA（http://www.rist.or.jp/atomica/）

②半減期

半減期とは，核種の壊変の速度は外的要因（温度，湿度，気圧など）に影響されず，原子核にだけ依存する確率現象である。図10に示すとおり，半減期は常に原子核の数（あるいは放射能）が壊変して半分になるまでの時間のことである。

図10 半減期

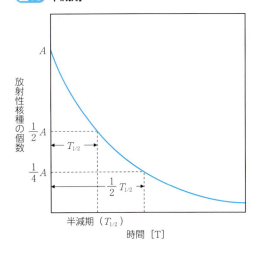

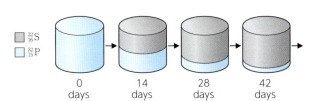

3 RI標識化合物

放射性核種を含む化合物を**RI標識化合物**，**ホット**とも表現する。それに対して，通常の化合物を**非RI標識化合物**，**コールド**とも表現する。

RI標識化合物は種々の実験において**トレーサ**（追跡子）として，元素や化合物の挙動を追跡や解析するための有効な手段として使用される。

■ RI標識化合物の合成法

RI標識化合物の合成法には，**化学的合成法**，**生合成法**，**同位体交換法**および**反跳標識法**などがあり，それぞれに長所・短所がある。

①化学的合成法

一般に合成化学で使用される合成法を利用しており，長所は収率が高く，短時間で標識でき，比放射能や放射化学的純度の高いRI標識化合物が得られる点である。また，短所は複雑な化合物の合成は困難で手間と時間がかかる点にある。

②生合成法

生合成反応を利用したもので複雑な生体構成物質の標識に主に使用される。短所は標識位置が指定できず，比放射能と放射化学的純度が低いことである。

③同位体交換法

同位体交換反応を利用したもので操作が簡単なところが長所であり，標識核種がはずれやすいのが欠点である。

④反跳標識法

核反応直後の反跳エネルギーを利用したもので，複雑なRI標識化合物の合成ができ，比放射能の高いものが得られる。しかし，放射化学的収率が低く，標識位置が指定できず副反応生成物が多いのが欠点である。

■ RI標識化合物の標識位置の表し方

特定標識化合物（[6−^{3}H]ウラシル），名目標識化合物（[7(n)−^{3}H]コレステロール），均一標識化合物（L−[U−^{14}C]フェニルアラニン），全般標識化合物（[G−^{3}H]メチオニン）と表記する。

■RI標識化合物の合成方法

放射性核種特有の合成方法がある。トリチウムガスと有機化合物を封入して³Hの標識に主に用いられる**ウィルツバッハ法**，第一スズの還元作用を利用してテクネチウムの有機標識に用いられる**スズ還元法**，グリニャール試薬を利用して，放射性炭素（¹⁴C）・トリチウムの標識に使用される**グリニャール法**，タンパク質のヨウ素標識のチロシン残基，ヒスチジン残基に放射性ヨウ素を直接導入する方法で酸化剤を用いる**クロラミン-T法**，**ヨードゲン法**，酵素を用いる**ラクトペルオキシダーゼ法**，リジン残基に放射性ヨウ素を間接的に導入する**ボルトン-ハンター法**がある。

■RI標識化合物の安定性

化合物の安定性は，ホットとコールドでは大きく異なり，ホットはコールドより分解しやすくなる。そのため，RI標識化合物を有効に利用するには，その特性を十分に理解して使用することが大切である。RI標識化合物の分解様式には，**一次分解**（内的・外的），**二次分解**，**化学的および微生物による分解**がある。

■RI標識化合物の用語

RI標識化合物に関連する重要な用語として，**比放射能**（specific radioactivity），**総放射能量**，**放射化学的純度**（radiochemical purity），**溶媒**，**放射能濃度**（radioactive concentration）などがある。

①比放射能

比放射能（specific radioactivity）は，化合物単位質量あたりどれくらいの放射能があるかを示す重要な値である。図11の低比放射能の場合，標識体（●）に比べ，非標識体（●）の割合が多くなる。一般的に比放射能が高いほうが検出しやすくなる。

図11 比放射能の模式図

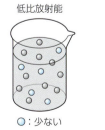

②総放射能量

総放射能量は，実験に必要な放射能量で1本のチューブや実験系にどれくらいRI標識化合物を加えるか，どれくらいの数をこなすのかで必要総量が決まる。

③放射化学的純度

放射化学的純度（radiochemical purity）は，あるRIが目的とする化合物の目的位置に正しく標識された化合物としてどれくらい存在するかを表す。RIを使用，選択するうえで重要なポイントとなる。放射化学的純度の測定は，高速液体クロマトグラフィ（HPLC），薄層クロマトグラフィ，電気泳動などで分析される。

④溶媒

溶媒は，RI標識化合物の安定性を優先するため，目的の実験には適さない溶媒に溶解されている場合があるので，溶媒の交換が必要かどうか確認する必要がある。

⑤放射能濃度

一般に市販のRI標識化合物は，安定性の高い放射能濃度（radioactive concentration，単位：MBq/ml）で販売されている。化合物によりスカベンジャや安定化剤の添加，溶液や凍結乾燥品となっている。

■ 放射平衡

放射平衡は放射化学において重要な概念で，逐次壊変において，ある一定の条件が満たされると親核種や娘核種の原子数の比や放射能の比が一定になる。この現象を**放射平衡**といい，**過渡平衡**と**永続平衡**がある。

①過渡平衡

過渡平衡の成立要件は，

1. $\lambda_1 < \lambda_2$ （$T_1 > T_2$）
2. はじめは娘核種が存在しない
3. 十分に長い時間が経過　など

②永続平衡

永続平衡の成立要件は

1. $\lambda_1 \ll \lambda_2$ （$T_1 \gg T_2$）
2. はじめは娘核種が存在しない
3. 十分に長い時間が経過　など

また，放射平衡の特徴は半減期の関係式に変換できることにある。詳細は本文にゆずる（53ページ参照）。

4 放射性核種の分離

核反応で放射性核種を製造するとき，多くの場合放射性不純物が含まれる。そのため，純粋な放射性核種を得るために放射性核種の分離が必要となる。

放射性核種の分離は，

- 取り扱う放射性核種の量が極微量である。
- RIの半減期が短い場合は迅速処理の必要がある。
- 放射線防護，汚染防止に注意する必要がある。
- 定量的な分離は必ずしも必要ではない。

などの特徴がある。

放射性核種の分離を効率的に行うために**担体**を加える。担体には使用目的により**同位体担体**，**非同位体担体**，**保持担体**および**スカベンジャ**がある。

①共沈法

最もオーソドックスな放射性核種の分離法で，非同位体担体を用いて，目的とする放射性核種を共沈・分離する方法に**共沈法**がある。この方法の利点は無担体分離が可能なことである。沈殿が生じるかは溶解度積が重要な役割を担う。

②溶媒抽出法，イオン交換法，バッチ法

二相間の分配比を利用した**分離法**があり，相互に溶解性のない2つの相（水相・油相など）に放射性物質を入れると，その物質は，2つの相の間に分配される。この分配の性質を利用して放射性核種を分離する方法に，**溶媒抽出法**や**イオン交換法・バッチ法**などがある。溶媒抽出法はよく国家試験に出題される。詳細は本文にゆずる（105ページ参照）。

③その他の分離法

その他の分離法として，**電気化学的分離法**，**蒸留法**がある。また，放射化学に特有な分離法として，**ラジオコロイド法**と**ホットアトム法**がある。ホットアトム効果は**反跳効果**ともいい，反跳効果により放射性核種を分離する方法を**ジラード-チャルマー法**と呼ぶ。

5 放射性核種の化学的な利用

放射性核種の化学的な利用に，**同位体希釈法**，**放射化分析**，**ラジオアッセイ法**，**X線回折法**，**ラジオグラフィ**および**ラジオルミノグラフィ**などがある。

①同位体希釈法

同位体希釈法には，**直接希釈法**，**逆希釈法**があり，直接希釈法の応用には**不足当量法**，逆希釈法の変法に**二重希釈法**，**アイソトープ誘導体法**がある。

②放射化分析

放射化分析は，試料に適当な粒子を原子炉やサイクロトロンで照射して試料中元素の原子核をRIに変換し，そのRIから放出される放射線エネルギーや放射能量から試料に含まれていた元素を定量する方法である。

その他の放射化分析として，**荷電粒子放射化分析法**，**荷電粒子励起蛍光X線法**（particle induced X-ray emission：**PIXE**），**アクチバブルトレーサ法**（後放射化法）などがある。

③ラジオアッセイ法

ラジオアッセイ法は，放射性物質（^{125}I）を用いて抗原抗体反応やリガンド−受容体反応など特異性の高い競合反応を利用し，極微量の生理活性物質などを定量分析する方法である。**ラジオイムノアッセイ**（RIA，放射免疫測定法）や**イムノラジオメトリックアッセイ**（IRMA，免疫放射定量測定法）などがある。

④X線回折法

X線回折法は，X線が結晶格子によって回折される現象を利用して，結晶内部で原子がどのように配列しているかを解析し，物質の構造を調べる方法である。また，X線回折法の重要な法則に**ブラッグの法則**がある。

⑤オートラジオグラフィ

オートラジオグラフィは，放射線の写真効果を利用して，放射性同位体標識物質の位置や分布，または濃度を視覚的に測定，記録する方法である。オートラジオグラフィはマクロ，ミクロ，超ミクロに分類される。使用される核種は主に低エネルギーβ核種である^{14}C，^{35}S，^{33}Pなどが利用される。

⑥ラジオルミノグラフィ

ラジオルミノグラフィは，放射線のエネルギーを輝尽性蛍光体（BaFBr：Eu^{2+}）に蓄積させ，He-Neレーザー光（633 nm）の照射により，そのエネルギーを発光させ，発光量を光電子増倍管で読み取り，このデータを基に放射性物質の分布を可視化する方法である。

1章

元素

元素

1
元素

元素の性質

Term a la carte

＊1　元素
同一の原子番号をもつ核種の集合的な名称。周期表で同枠に位置し、他の元素とは化学的特性が異なる。

＊2　原子番号
原子核中の陽子数を表し、元素の基本的な性質を示す数値。電気的に中性の原子では、陽子数は原子核周囲の電子数（軌道電子数）と等しい。

＊3　核種
陽子数、中性子数、エネルギー状態によって分類される原子核の種類。本定義によれば、核異性体（39ページ参照）は独立した核種として扱われる。核種を陽子数、中性子数によって決まる原子核の種類とする定義もある。

＊4　放射性壊変（崩壊）
不安定な原子核が、放射線を放出することや自発的に核分裂を起こすことで、別種の原子核に変化する現象。単に壊変あるいは崩壊ともいう。放射性壊変は核種の転換を意味する。

すべての物質は、多数の**原子**（atom）が集まってできている。原子は、物質を構成する基本要素の一つで、**原子核**（atomic nucleus）と**軌道電子**（orbital electron）から構成される。原子核は、原子の中心にある正の電荷をもった粒子で、**陽子**（proton）と**中性子**（neutron）からなる。

元素[*1]（element）は、化学的に分解できない基本的物質種のことで、陽子数〔すなわち**原子番号**[*2]（atomic number）〕が等しい原子の種類、あるいは原子の集まりである。元素が異なれば、軌道電子の数が変わり、化学的な性質が異なってくる。一般化学では、物質の性質を元素レベルで考えることが多い。

一方、放射化学では、放射能などの核現象を扱うことから、原子核そのものの性質を研究対象とする。原子核の種類は、陽子の数、中性子の数、および原子核のエネルギー状態によって決まり、これを**核種**[*3]（nuclide）という。放射化学では、核種を基本単位として考える。

同位体（isotope、同位元素）は、同じ元素（原子番号が同じ）であり、かつ中性子数が異なる核種の相互関係、あるいはそれぞれの核種をさす。一般に、元素は複数の同位体からなるものが多い。例えば、最も軽い元素である水素には、^1H（水素あるいは軽水素、陽子数1、同位体存在比：99.9885％）、^2H（重水素あるいは二重水素、略号D、陽子数1、中性子数1、同位体存在比：0.0115％）、^3H（三重水素あるいはトリチウム、略号T、陽子数1、中性子数2、同位体存在比：微量）の3種類の同位体が天然に存在する（同位体存在比については1-（3）、26ページ参照）。このうち、軽水素および重水素は**安定同位体**（stable isotope、安定同位元素）、三重水素は**放射性同位体**（radioisotope；RI、放射性同位元素）である。安定同位体とは、原子核が安定し**放射性壊変**[*4]（radioactive disintegrationあるいはradioactive decay、放射性崩壊）をしない同位体をいう。放射性同位体と

MEMO

▶放射性同位体と放射性同位元素
放射性同位体と放射性同位元素は、同義語である。ただし、本来は、ともに安定核種（安定同位体、安定（同位）元素）が存在する元素における放射性核種を意味する。「放射性同位元素等による放射線障害の防止に関する法律」（いわゆる放射線障害防止法）などの法律で用いられている放射性同位元素は、それぞれ個別に定義されており、本書の用語とは区別する。

▶原子核の安定性
安定な原子核とは、文字通りには寿命が無限大であることを意味する。ただし、陽子は寿命をもつと考えられており、厳密には安定な原子核は存在しない。現実的には、太陽系の年齢より十分長い寿命をもつ場合に、安定という。

16

Term a la carte

＊5　放射性核種
放射線を放出する核種の
こと。放射線を出さない
核種を安定核種という。

＊6　放射線
X線，γ（ガンマ）線など
の電磁波（光子）およびα
（アルファ）線，β（ベー
タ）線，中性子線などの
粒子線の総称。一般的に
は電離放射線を意味する
が，広義には電離性をも
たない放射線も含む。

MEMO

▶ 素粒子の運動に関し
て，古典力学的物理量
である座標や運動量
を，量子力学的な演算
子に移行することを量
子化（quantization）と
いう。ここから，素粒
子がもつエネルギーや
角運動量などがとびと
びの（離散的な）値をと
ることが示される。

は，原子核が不安定で時間とともに放射性壊変をしていく同位体のことを
いい，**放射性核種**＊5（radionuclide）とも呼ばれる。これらの同位体は，水
素という同一元素に属することから，質量および放射性壊変に関する特性
が異なるものの，化学的性質はほぼ等しい。

　放射性核種が，放射性壊変をして**放射線**＊6（radiation）を放出する能力（性
質）あるいはその強さ（壊変率）を**放射能**（radioactivity）という。放射能は，
原子核に由来する性質であることから，これらの現象を理解するためには
原子および原子核の構造と特徴を知る必要がある。

1 原子

　原子は，中心に正の電荷をもつ原子核をもち，その周囲を負の電荷をも
つ**電子**（electron）が運動している（軌道電子）。原子核の正電荷と電子の負
電荷との間には**クーロン力**が働いており，電子は遠心力とクーロン力がつ
りあう速度で運動する。運動の軌道を**電子軌道**（electron orbital）と呼び，
エネルギー準位にしたがい一定の軌道（K，L，M，N……殻）をとる。軌
道電子のエネルギーも，連続的な値をとらずに軌道に応じたとびとびの値
をもつ。

　軌道に入りうる電子の最大数はK殻が2，L殻が8，M殻が18，N殻が
32のように定まっている。軌道電子のエネルギーはK殻が一番低く，外
側の軌道ほど高くなる。通常，電子はK殻から外側の軌道へと順に埋める
ように配置される。

　原子が電磁波や熱によって**基底状態**（ground state）からエネルギーの高
い状態（外側の軌道）に移ることを**励起**（excitation）という。励起状態
（excited state）は一般に短時間（10^{-8} s程度）に電磁波を放出して基底状態
に戻る。原子が十分大きなエネルギーを吸収して電子を放出し，イオン化
された状態を**電離**（ionization）という。電離に要するエネルギーを**電離エ
ネルギー**といい，軌道電子と原子核の結合エネルギーに等しい。

MEMO

▶ **励起**
励起は，軌道電子の励起と原子核の励起に分けられる。
軌道電子の励起は，外部からのエネルギーが軌道電子に与えられ，電子が基底
状態からエネルギーの高い状態に移ることをいう。電子軌道は殻構造をもち，
離散したエネルギー準位をとる（33ページ参照）。励起状態はきわめて短く，電
磁波を放出しながら基底状態に戻る。本文では，電子軌道の励起について記述
している。
一方，原子核が励起される場合，原子核は不安定な状態となる。このとき，軌
道電子と同様に離散的な固有の励起エネルギーをとることから，殻構造に類似
した仕組みをもつと考えられている。不安定な原子核は，放射線を放出するか
自発的に核分裂を起こすことにより，異なる核種に変化する。

　原子において，陽子数と原子番号は等価である。また，陽子数と中性子
数の和を**質量数**（mass number）という。電気的に中性の原子では，原子

番号は軌道電子数と等しい。陽子数および中性数が同じで，原子核のエネルギー準位が異なる核種を**核異性体**(nuclear isomer)という。

> **MEMO**
> ▎基底状態と励起状態
> 量子力学的な系の安定状態のうち，エネルギーが最低の状態を基底状態，これ以上のエネルギーをもつ状態を励起状態という。
>
> ▎遷移
> 量子力学で，ある定常状態から，一定の確率で他の定常状態へ移ること。エネルギーの授受が起こり，光子などの粒子を放出または吸収する。転移ともいう。

> **MEMO**
> ▎核異性体
> 壊変に伴う励起状態は，通常きわめて短い半減期でγ壊変し，基底状態(あるいはよりエネルギーの低い励起状態)に遷移する。原子核によっては励起状態が比較的長く続く場合(準安定状態)があり，これを核異性体と呼び，独立した放射性核種として扱う(39ページ参照)。励起が準安定状態であることを表すために，添字mを付ける。例えば，半減期が4時間でγ壊変する ^{80m}Br は，^{80}Br の核異性体である。準安定状態が複数ある場合は励起エネルギーの小さい順にm1，m2，m3……とする(例：$^{177m1}Hf$，$^{177m2}Hf$，$^{177m3}Hf$)。

原子＝原子核＋軌道電子

原子は物質の構成単位であり，物質の構造を表す概念である。正の電荷を帯びた原子核と負の電荷を帯びた軌道電子から構成され，全体として電気的に中性で，大きさは 10^{-10} m程度である(図1)。

軌道電子が媒介し，原子同士が結合すると分子(molecule)となる。

図1 原子の大きさ

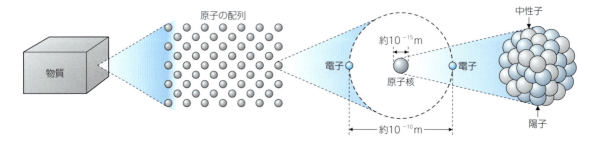

> **Term a la carte**
> ＊7 有核原子模型
> 原子の正電荷は狭い範囲に集中し，電子はその周辺に広がって存在すると考えるモデル。
>
> ＊8 荷電粒子
> 電荷を帯びた粒子のこと。陽子，重陽子，α粒子，電子などの正あるいは負電荷をもった粒子をさす。

■ ボーアの原子模型

ボーア(N.Bohr)が量子論を取り入れ1913年に提唱した原子モデル。ラザフォード(E.Rutherford)の**有核原子模型**[*7]を発展させた。

軌道電子は，原子内の**クーロン力**(2つの荷電粒子[*8]間に働く力)によって決まる特定の軌道上を運動し，原子核からは引力(他の軌道電子からは斥力)を受ける。

このとき，軌道電子は，特定の軌道に対応した離散的な(とびとびの)エネルギー状態(エネルギー準位)におかれる。軌道電子は原子核から外に向かって層状に存在する。これらの層を**殻構造**(shell structure)と呼ぶ。

軌道電子が他の軌道に**遷移**するとき，特定の波長の光を放射あるいは吸収する。

図2 ボーアの原子模型による塩素原子₁₇Clの構造

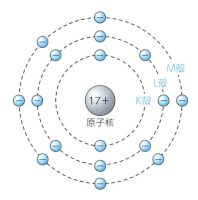

電子殻	K殻	L殻	M殻	N殻	…
n	1	2	3	4	…
入りうる電子数 ($2n^2$個)	2	8	18	32	…

■ 軌道電子（図2）

原子核のまわりを運動している電子。電子軌道は，原子核に近い方から K，L，M，N……殻と呼ばれる。電子がどの電子殻に存在するかを表すものを電子配置といい，電子配置を元に元素を配列したものが周期表となる。主に最外殻電子（**価電子**）の数がその原子の化学的性質を決める。

内側の軌道に存在する電子ほどエネルギー準位が低く，離散的なエネルギー状態のうち，最低のエネルギー状態を基底状態，それ以外の状態を励起状態と呼ぶ。ある殻の軌道電子が，よりエネルギー準位の低い（＝より安定な）空位の殻に遷移するとき，殻の差に相当する余剰のエネルギーを電磁波（光，X線など）として放出する。

■ 励起（図3）

外部よりエネルギーが付与され，内側の軌道にある電子が外側の軌道に移り，内側の軌道に空席ができること。

■ 電離（イオン化，図3）

軌道電子が原子の外に放出され，陽イオンと自由電子に分離すること。

図3 電離と励起の例

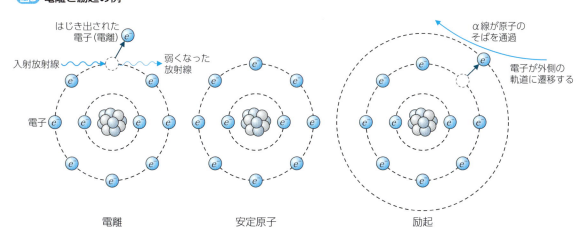

■ 元素

原子番号（＝陽子数＝電子数）による物質の分類で，原子の種類，特性の違いを表す概念。一般化学の基本単位となる。周期表（23ページ参照）として一覧にまとめられている。2017年現在で118種類確認されている。

電子配置，特に結合や反応に関与する電子によって原子の性質が決まることから，一般化学で重要視される概念である。原子番号が同じであれば同じ種類に属すると考える。

例：^{12}C，^{13}C，^{14}Cは，原子番号が6の同一元素（炭素）である。

■ 核種

陽子数（Z），中性子数（N），エネルギー状態による原子または原子核の分類で，原子または原子核の種類，特性の違いを表す概念。放射化学の基本単位となる。エネルギー状態を考慮せず，陽子数および中性子数による分類として用いられる場合があるので，注意が必要である。

核図表（26ページ参照）として一覧にまとめられており，現在までに約3,000種類確認されている。

核種を区別するために質量数（A）を元素記号の左上に記載し，陽子数である原子番号を左下に記載する（図4）。元素記号と原子番号は同じ情報を示すため，原子番号の記載を省略する場合が多い。

核異性体では，準安定状態を示す記号mを質量数の右横に記載する。

例：^{99m}Tc，^{81m}Kr

図4 核種の表記

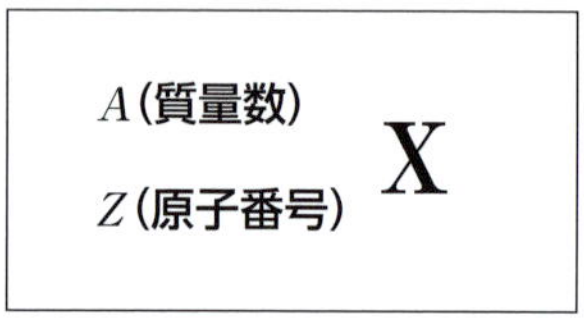

$$_Z^A X$$

A（質量数）
Z（原子番号）

元素記号X，質量数A。Zは省略されることが多い。

2 原子核

原子核は，正の電荷をもつ陽子と電気的に中性な中性子から構成され，この2つを合わせて**核子**（nucleon）と呼ぶ。核子はさらに小さな粒子であるクオーク（quark）から構成されるが，放射線現象に対してクオークは直接関与しない。また，原子の質量の大部分は原子核の質量で占められる。

原子の化学的性質は原子番号で決まる。**周期表**（periodic table，周期律表）は，元素を周期律にしたがって配列した表であり，1869年にメンデレーエフによって提案された。周期表では，元素は原子の電子配置にしたがって配列されることから，類似した性質の元素が規則的に出現する。

> **MEMO**
>
> ▌周期律
> 元素を原子番号の順に並べると，性質のよく似た元素が周期的に現れるという法則。ロシアのメンデレーエフとドイツのマイヤーが発見した。

原子核＝陽子＋中性子

図5は原子核の構造を示す。原子核は，陽子と中性子から構成される。例外的に，^{1}H（水素）の原子核は中性子をもたず，陽子1個のみから構成される。中性子は陽子よりわずかに大きな質量をもつ。陽子の質量は，電子の質量の約1,840倍。陽子は正の電荷をもち，中性子は電荷をもたない。

核子間には，核力（nuclear force, 34ページ参照）が働き，強く結合している。

原子の大きさは10^{-10}m程度であるが，原子核の大きさは10^{-15}m程度ときわめて小さい（図1参照）。

■ 質量数

質量数（A）＝陽子数（Z）＋中性子数（N）

質量数は，原子核を構成する陽子と中性子の数の和。原子核の相対的な質量を近似的に表す。

■ 原子番号

原子番号＝陽子数（Z）＝軌道電子数

原子番号は，元々は周期表における元素の位置を示していた。

図5 原子核の構造

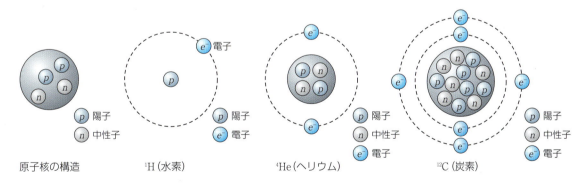

原子核の構造　　^{1}H（水素）　　^{4}He（ヘリウム）　　^{12}C（炭素）

図6 原子の構造

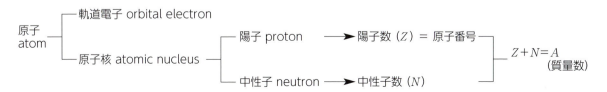

■ 周期表

元素を**周期律**にしたがって配列した表である（**図7**）。

①周期律

元素を原子番号順に配列すると似た性質の元素が周期的に表れることをさす。似た性質の元素が周期的に現れる理由は，元素の電子配置（最外殻電子数）が周期的に変化するため。

周期表では，物理的，化学的に類似した性質の元素が縦に並ぶように折り返している。

電子軌道（電子殻）は，内側から順に，K殻，L殻，M殻……と並ぶ。**周期番号**は電子殻を表し，1がK殻，2がL殻……に対応する。最上段の1〜18の数字を元素の**族**と呼ぶ。族番号は，最外殻電子数を示す。

②元素の特徴

現在，$_1$Hから$_{118}$Og（オガネソン）までの元素が命名され，元素記号が与えられている。

典型元素：周期表の1族，2族と12族〜18族の元素で，すべての非金属元素と一部の金属元素から構成される。典型元素では，電子が最外殻に順次配置されることから，族ごとに固有の化学的性質を示す。

遷移元素：周期表の3族〜11族の元素で，すべて金属元素である。遷移元素では，電子が内側の軌道に配置される。ランタノイド[*9]とアクチノイド[*10]を含む。

人工放射性元素：人工的につくられた放射性元素のこと。天然には存在しない$_{43}$Tc（テクネチウム），$_{61}$Pm（プロメチウム），$_{85}$At（アスタチン），$_{87}$Fr（フランシウム）および原子番号93以降の超ウラン元素はほぼすべて人工放射性元素となり，粒子加速器や原子炉を用いて人工的につくられる。

Term a la carte

*9　ランタノイド

$_{57}$Laから$_{71}$Luまでの15の元素の総称。これに性質の似た$_{21}$Scと$_{39}$Yを加えた17元素を希土類元素と呼ぶ。化学的性質が類似しているため相互分離が難しい。中性子吸収材としての^{64}Gdなどが含まれる。

*10　アクチノイド

$_{89}$Acから$_{103}$Lrまでの15の元素の総称。すべて放射性核種である。アクチノイド核種のうち，^{238}Uと^{232}Thは天然に広く存在し，自然放射線源となっている。^{235}U，^{233}U，^{239}Pu，^{241}Puは核燃料として使用できる。また^{230}Pu，^{241}Am，^{252}Cfは，中性子源として利用できる。アクチノイド核種の多くはα線を放出する。

MEMO

国際純正・応用化学連合（IUPAC）は，2016年11月に113，115，117および118番元素の元素名と元素記号を正式決定した。113番元素の元素名：Nihonium，元素記号：Nh，日本語名：ニホニウムは，2004年に理化学研究所のチームが線形加速器を用いて光速の10％にまで加速した^{70}Znを^{209}Biに衝突させ，合成に成功したことに基づく。ロシア・アメリカの合同チームを制して命名権を与えられた。新元素の発見は，アジア初となった。

MEMO

ランタノイドとアクチノイド

元素の性質は，原則として最外殻電子数によって決まる。ランタノイドとアクチノイドでは，原子番号の増加に伴い，電子が内側の軌道に配置されていくことから，それぞれ15種類の元素の最外殻電子数は同じになる。性質が似ているので周期表の一つの枠内にランタノイドあるいはアクチノイドとしてまとめて記載し，構成する元素を欄外に表記している。

MEMO

遷移元素

遷移元素は，周期表において，族ごと（縦）の類似性よりも周期（横）の類似性を示す。多くは高融点の重金属で複数の酸化数をもち，イオンや化合物は多彩な色をもつ。

1 元素の性質

図7 周期表

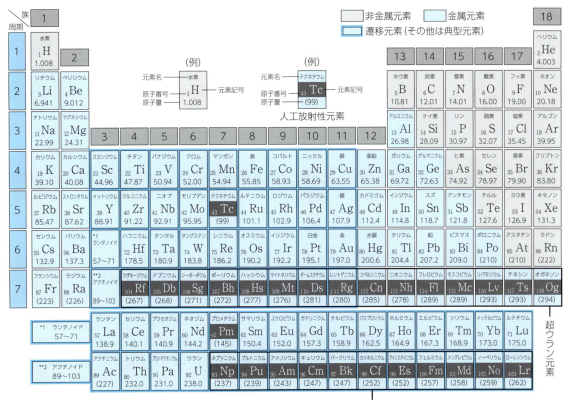

（日本化学会 原子量専門委員会2017資料をもとに作成）

表1 粒子・放射線に関連する記号

記号	名称	説明
p	陽子 (proton)	^{1}H（水素）の原子核
n	中性子 (neutron)	電荷をもたない粒子で，質量数が1
d	重陽子 (deuteron)	^{2}H（重水素）の原子核
t	トリトン (triton)	^{3}H（三重水素）の原子核
α	α粒子 (alpha particle)	^{4}He（ヘリウム）の原子核
e^-	電子 (electron)	軌道電子起源の電子
β^-	陰電子 (negatron)	原子核起源の陰電子
β^+	陽電子 (positron)	原子核起源の陽電子
γ	γ線 (gamma ray)	原子核起源の電磁波（光子）
x ray	x線 (x ray)	原子核外起源の電磁波（光子）
ν	中性微子 (neutrino)	β壊変にともない放出（2種類）

MEMO
^{209}Biは長い間安定核種と考えられてきたが，近年非常に長い半減期をもつ放射性核種であることがわかった。壊変によりα粒子が放出され，^{205}Tlとなる。したがって，現時点での最も重い安定核種は^{208}Pbとなる。

$_{43}$Tc，$_{61}$Pm，および$_{83}$Bi以上（MEMO参照）の原子番号をもつ元素は，すべて放射性核種から構成される。なお，安定核種をもたず，放射性核種の天然存在比が一定しない元素については，周期表では代表的な質量数をカッコ内に記載している。

3 同位体と放射性同位体

原子番号（＝陽子数）が同じで，中性子数（すなわち質量数）が異なる核種の相互関係，あるいは核種を**同位体**もしくは**同位元素**（いずれも isotope）と呼ぶ。原子番号が異なり質量数が同じ核種の相互関係，あるいは核種を**同重体**（isobar），原子番号および質量数が異なり中性子数が同じ核種の相互関係，あるいは核種を**同中性子体**（isotone）という。また，原子番号および質量数が同じで原子核のエネルギー準位が異なる核種を**核異性体**という（39ページ参照）。

同位体のうち，原子核が安定し放射性壊変を起こさない核種を**安定同位体**（安定同位元素），原子核が不安定で放射性壊変をする核種を**放射性同位体**（放射性同位元素）と呼ぶ。例えば，炭素には自然界において3種類の同位体〔^{12}C（98.93％），^{13}C（1.07％），^{14}C（微量）〕が存在するが，このうち ^{12}C と ^{13}C が安定同位体，^{14}C が放射性同位体である。

放射性同位体のうち天然に存在するものを**天然放射性核種**（元素），人工的に製造されたものを**人工放射性核種**（元素）と呼ぶ。炭素では ^{14}C が，ウランでは ^{234}U，^{235}U，^{238}U の3種類が天然放射性核種となる。括弧内の数値は**同位体存在比**といい，特定の天然放射性核種（元素）に複数の安定同位体または長寿命の放射性同位体が存在する場合のそれぞれの原子数の比（百分率）を意味する。

周期表は元素を原子番号順に配列していることから，複数の同位体が一つの枠の中に位置する。しかし，原子核の性質に着目する場合，それぞれの同位体を区別して表示する方が理解しやすい。原子番号と中性子数の組み合わせによって同位体を区別した表を**核図表**（chart of nuclides）という。

■ 同位体

①同位体

陽子数（Z）が同じ（＝原子番号が同じ＝同じ元素）で，中性子数（N）が異なる（＝質量数が異なる）核種の相互関係，あるいは核種をさす（16ページおよび核図表参照）。

例1：^{12}C，^{13}C，^{14}C は，互いに同位体の関係にあり，それぞれの核種は炭素の同位体である。

例2：^{123}I，^{125}I，^{131}I

同位体と同位元素は同じ意味である。

②同重体

陽子数（Z）および中性子数（N）が異なり，質量数（A）が同じ核種の相互関係，あるいは核種をさす。

例：^{36}S と ^{36}Ar，^{40}Ar と ^{40}K

β 壊変では，壊変をしても質量数が変化しないことから，親核種と娘核種は同重体の関係となる。

> **MEMO**
> **半減期**
>
> | ^{99m}Tc | ^{99}Tc |
> |---|---|
> | 6.01 h | 2.11×10^5 y |
> | ^{81m}Kr | ^{81}Kr |
> | 13.1 s | 2.29×10^5 y |
> | ^{60m}Co | ^{60}Co |
> | 10.47 m | 1925.3 d |

③ **同中性子体**

陽子数(Z)および質量数(A)が異なり，中性子数(N)が同じ核種の相互関係，あるいは核種をさす。

例：^{14}Cと^{15}Nと^{16}O（中性子数はいずれも8）

④ **核異性体**

陽子数(Z)および中性子数(N)が同じで，原子核のエネルギー準位が異なる核種をさす。

例：^{99m}Tcと^{99}Tc，^{81m}Krと^{81}Kr，^{60m}Coと^{60}Co

原子核の励起状態が比較的長く続く状態を準安定状態と呼び，独立した核種として扱う。質量数(A)の右横にmを記載する。

核異性体がγ線を放出して遷移することを核異性体転移という。

表2 同位体，同重体，同中性子体と核子数の関係

性質	陽子数(Z)	中性子数(N)	質量数(A)	エネルギー準位	例
同位体	○	×	×	—	^{12}Cと^{13}C
同重体	×	×	○	—	^{40}Arと^{40}K
同中性子体	×	○	×	—	^{13}Cと^{14}N
核異性体	○	○	○	×	^{99m}Tcと^{99}Tc

○：2つの核種間で等しい ×：2つの核種間で異なる

■ 放射性同位体（放射性同位元素）

同位体のうち放射線を放出する核種をさす。放射性同位元素とも呼ばれる。

例：原子番号1のH（水素）には，同位体として^{1}H（軽水素，通常の水素），^{2}H（重水素，Deuterium，D），^{3}H（三重水素，Tritium，T）があるが，^{3}Hのみが放射性同位体である（図8）。

同位体のうち放射線を放出しない核種（水素では，^{1}H，^{2}H）を**安定同位体**（安定同位元素）と呼ぶ。

放射線を出す性質以外は，同じ元素の安定同位体と化学的，物理学的性質はほぼ等しい（例外：同位体効果，154ページ参照）。

図8 水素の同位体

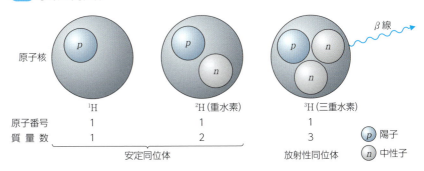

■ 核図表(図9, 10)

横軸に中性子数，縦軸に陽子数を置き核種をマス目状に配列した図表で，一つの枠が1核種に対応する。枠内に元素記号，質量数，半減期等のデータを記入することが多く，核種の半減期の長短を色分けしていることもある。

安定核種(約300種類)は，グラフの原点から右上に向かって帯状に分布し(**安定線**)，そこから外れる核種は不安定で，放射性核種となる。現在までに安定核種，放射性核種を合わせ約3,000種類が確認されている。

軸上の数字は**魔法数**(マジックナンバー)を表す(35ページ参照)。

図9 核図表(全体図)

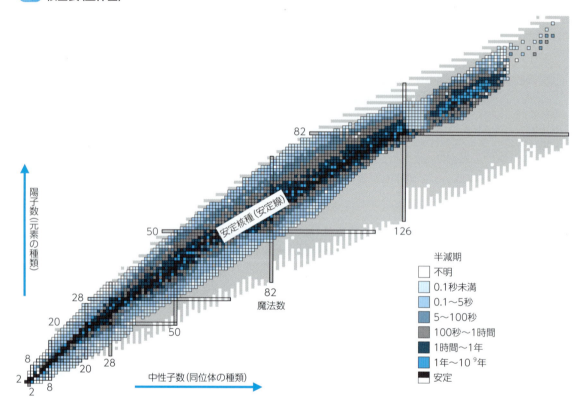

■ 同位体存在比と原子量

自然界に存在する元素は，数種類の同位体の混合物であることが多い。

①同位体存在比

$$\text{同位体存在比} = \frac{\text{特定の同位体の原子数}}{\text{同一元素の全原子数}} \times 100 \ [\%]$$

例：水素では，^1H：99.9885 %，^2H：0.0115 %，^3H：きわめて微量

1 元素の性質

図10 核図表（HからSiまでの抜粋）

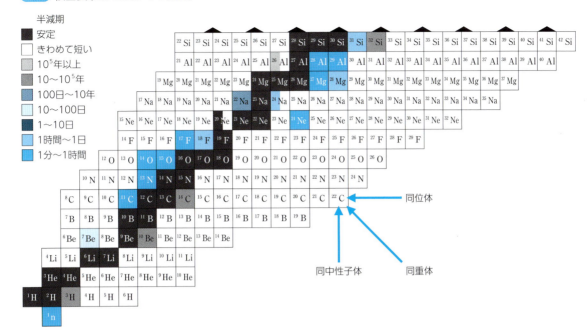

②**同位体存在度**

同位体のうち最も天然存在比の高い核種を100％としたときの値。

例：水素では，^{1}H：100％，^{2}H：0.0150％，^{3}H：きわめて微量

ただし，同位体存在度は，同位体存在比と同じ意味で使われる場合がある。

表3 同位体存在比の例（炭素）

	陽子数	中性子数	安定性	同位体存在比[%]
^{12}C	6	6	安定	98.93
^{13}C	6	7	安定	1.07
^{14}C	6	8	不安定	―

―：同位体存在比としてごくわずか

③**原子量**

元素1原子あたりの平均質量を表す相対的な数値。相対原子質量とも呼ばれる。^{12}C原子の質量の12分の1を単位（**統一原子質量単位**，記号 u，1.66054×10^{-27} kg）とする。

複数の同位体が存在する場合，それぞれの核種の質量に同位体存在比を乗じて求めた1原子あたりの平均質量を^{12}C原子の質量の12分の1で除して原子量を得る。

$$原子量 = \frac{元素の1原子あたりの平均質量}{^{12}C原子の質量の12分の1}$$

例：水素の原子量は，$(1.007825 \times 0.999885 + 2.014102 \times 0.000115)/1 = 1.00794$

ただし，（水素の質量×同位体存在比＋重水素の質量×同位体存在比）/統一原子質量単位

自然界において元素の同位体存在比が変動する場合があり，これに応じて原子量も変更される。

4 放射能と単位

　放射性核種は不安定で，自発的に放射線を放出して他の安定な核種に変わっていく。核種が放射線を放出する能力(性質)あるいはその強さを**放射能**(radioactivity)と呼ぶ。後者の意味で用いられる場合，放射能は，放射性核種の原子核が単位時間に壊変する個数によって表され，**壊変率**と同意になる。放射性核種の原子数が同じであっても，不安定で壊変しやすい放射性核種は，より強い放射能を示す。放出される放射線には，**電磁波**(γ線)と**粒子線**(α線，β線，陽子線，中性子線など)の2種類がある。

　放射線現象に関連して，種々の単位が用いられている。ベクレル[Bq]が広く用いられ，1秒間に放射性壊変をする原子核の数で定義される。これ以外にもいくつかの単位が使用されており，本章では，①放射能の強さ(放射線を発生する能力の大きさ)の単位，②場における放射線の強さの単位，③放射線の(人体に対する)作用の強さの単位，に分けて解説する。

　単位系として国際単位系(International System of Units，SI単位系)が採用されているが，現実には旧単位もいまだに使われている。合わせて理解をしておくと便利である。

　放射能は，次の意味で用いられている。

> ①**物理学的定義**
> 　放射性核種が，放射線を放出して放射性壊変をする能力(性質)
> ②**放射能の強さ**
> 　原子核の単位時間あたりの壊変数(＝壊変率)

③一般的使用
　放射性物質や放射線をさすことがある。
　例：「放射能漏れ」，「放射能を浴びる」など

■ 電離放射線

　電離能力[*11]を有する高いエネルギーをもった電磁波(γ線，X線)および粒子線(α線，β線，陽子線，重粒子線，中性子線など)を**電離放射線**(ionizing radiation)という。

　直接(一次)電離放射線と**間接(二次)電離放射線**がある。前者は電子，陽子，α粒子などの荷電粒子線であり，後者はγ線，X線(いずれも電磁波)，中性子である。

Term a la carte

*11　電離能力
物質を通過するとき，直接あるいは間接にイオンをつくることができる能力。

MEMO

▎電離放射線
直接電離放射線は，α線，陽子線，β線などのような荷電粒子であり，原子や分子を直接電離することができる。一方，間接電離放射線は，X線や中性子線のように，いったん軌道電子や原子核と相互作用して荷電粒子線を発生させ，二次的に発生した荷電粒子線が物質に対して電離作用をもつ。

■ 放射性壊変

放射性核種が，放射線の放出あるいは自発核分裂により，別の核種に変わる現象。不安定な原子核が過剰なエネルギーを放射線として放出し，安定な状態に移行する。

放射性崩壊，放射壊変，原子核崩壊，あるいは，単に壊変とも呼ばれる。

■ 放射能の強さの単位[Bq]

ベクレル（becquerel[Bq]）。1秒間に放射性壊変をする原子核の数（壊変率）である。

例：100 Bqの^{99m}Tcは，毎秒100個の原子核が壊変し，放射線（γ線）を放出している。

放射能の強さは，放射性核種の数と半減期により決まり，発生源の強さを意味する。放出される放射線の種類やエネルギー[eV]とは無関係である。

$$1[Bq] = 1[dps]\ (disintegrations\ per\ second,\ 壊変毎秒)$$

dpm（disintegrations per minute，壊変毎分）も使われることがある。
1gの^{226}Raの放射能を表すキュリー[Ci]は，補助単位として使われている。

$$1[Ci] = 3.7 \times 10^{10}[Bq] = 37[GBq]$$
$$1[Bq] = 2.7 \times 10^{-11}[Ci]$$

通常，桁が大きくなるため，kBq（10^3Bq），MBq（10^6Bq），GBq（10^9Bq），TBq（10^{12}Bq）を使うことが多い。

■ 放射線の強さの単位

①電子ボルト（electron volt[eV]）

1電子ボルトは，1つの電子が真空中で1ボルト[V]の電圧で加速されたときに得る運動エネルギーを表す。エレクトロンボルトともいう。放射線のエネルギーの強さの単位。

$$1[eV] = 1.602 \times 10^{-19}[J]$$

例：^{60}Coは1.17 MeV および1.33 MeV の2本のγ線を放出する。

可視光線は2 eV程度であることから，放射線のエネルギーはきわめて高い。通常，keV，MeV，GeV などの単位が使われる。

②照射線量 exposure[C・kg⁻¹]

照射線量Xは，X線またはγ線が質量dmの空気と相互作用し発生した二次電子が空気中で停止するまでに生成する正負の電荷のうち，一方の符号の電荷を合計した電荷量の絶対値dQから$X=dQ/dm$と定義される。単位[C・kg⁻¹]。X線やγ線が空気を電離（イオン化）する能力に着目した単位。1989年までは，R（レントゲン）を単位として使っていた。

単位質量の空気中に間接電離放射線により放出されたすべての荷電粒子の初期運動エネルギーの総量を**空気カーマ**（kinetic energy released in materials, kerma 単位[J・kg⁻¹]）という。光子や中性子のような電荷をもたない放射線に適応され，照射線量に代わり放射線の強度を表す指標として用いられる傾向にある。

照射線量や空気カーマは，吸収線量（被ばく量）の評価に使われることが多い。

③粒子フルエンス（率）

粒子フルエンスとは，単位面積中を通過する粒子線の粒子数のこと。断面積がda（大円の面積）の球を通過する粒子の数をdNとしたとき，粒子フルエンスはdN/daで表される。

粒子の方向がさまざまである場合を考慮し，球の断面積を用いる。単位[m⁻²]（[cm⁻²]もしばしば使われる）。単にフルエンスとも呼ばれる。

粒子フルエンスは，放射線のエネルギーとは無関係であることから，主としてエネルギーの決まっている熱中性子[*12]の量を表すために用いられる。

粒子フルエンス率は，単位時間あたりの粒子フルエンスを示す。単位[m⁻²・s⁻¹]。粒子束密度とも呼ばれる。

④エネルギーフルエンス（率）

単位面積中を通過するエネルギーの総量のこと。断面積がda（大円の面積）の球を通過するすべての電離放射線のエネルギーの和をdRとしたとき，エネルギーフルエンスはdR/daで表される。単位[J・m⁻²]。

エネルギーフルエンス率は，単位時間あたりのエネルギーフルエンスを示す。単位[J・m⁻²・s⁻¹]。エネルギー束密度とも呼ばれる。

MEMO

▶空気カーマ
カーマは，物質中で解放された運動エネルギーを意味する。1カーマは，例えば空気1kgにおいて電離によって生じた電子が合計1Jの運動エネルギーを与えられたことを示す。

Term a la carte

＊12　熱中性子
運動エネルギーの低い中性子のことをいい，エネルギーの高い中性子（例：高速中性子など）に対する語である。高速中性子は，物質中を通過する間に原子核との衝突によりエネルギーを失い，周囲の分子の熱運動と平衡状態に達する。この状態の中性子を熱中性子という。エネルギーは0.025eV程度である。

■ 放射線の作用の強さの単位

①吸収線量 absorbed dose（グレイ[Gy]）

単位質量[kg]の物質に吸収された放射線のエネルギー[J]を表す量。放射線が物質を通過するとき，放射線のもつエネルギーのすべてが物質に与えられるわけではなく，その一部が物質に吸収される。物質による放射線エネルギーの吸収のしやすさを表している。

1989年までは，ラド[rad]が用いられていた。

> **MEMO**
> 100[rad] = 1[Gy]

$$1[Gy] = 1[J \cdot kg^{-1}]$$

②等価線量 equivalent dose（シーベルト[Sv]）

組織や臓器が受ける吸収線量に**放射線加重係数**[*13]（**表4**）を乗じた線量。放射線の組織・臓器への生物学的影響を表す。

Term a la carte

＊13　放射線加重係数
放射線の種類やエネルギーによる生物学的効果比（RBE）の違いを補正するための係数。以前はLETと関連した線質係数が用いられていた。"weighting factor"は1990年のICRP勧告では「荷重」と訳されていたが，2007年勧告から「加重」となった。

> **等価線量＝吸収線量×放射線加重係数**

吸収線量が同じであっても，放射線のもつ性質の違いにより組織・臓器へ与える生物学的影響は異なる。放射線加重係数は，放射線の種類や中性子線・陽子線におけるエネルギーの違いによる組織・臓器への影響を同じ尺度で評価するために設定された係数。1989年までは，レム[rem]が使われていた。

> **MEMO**
> 100[rem] = 1[Sv]

表4　放射線加重係数

放射線のタイプ	放射線加重係数（W_R）
光子	1
電子とミュー粒子	1
陽子と荷電パイ中間子	2
α粒子，核分裂片，重イオン	20
中性子	中性子エネルギーの連続関数＊

＊中性子エネルギーの連続関数

> **MEMO**
> 表は，ICRPの2007年勧告を引用している。放射線障害防止法等の法制度には今後取り入れられることになる。

$$W_R = \begin{cases} 2.5 + 18.2\, e^{-[\ln(E_n)]^2/6}, & E_n < 1\,\mathrm{MeV} \\ 5.0 + 17.0\, e^{-[\ln(2E_n)]^2/6}, & 1\,\mathrm{MeV} \leq E_n \leq 50\,\mathrm{MeV} \\ 2.5 + 3.25\, e^{-[\ln(0.04E_n)]^2/6}, & E_n > 50\,\mathrm{MeV} \end{cases}$$

（日本アイソトープ協会：国際放射線防護委員会の2007年勧告.より改変引用）

Term a la carte

*14 組織加重係数
組織や臓器により異なる放射線の影響度の指標となる係数。人体への被ばくリスクを評価するうえで，組織・臓器の相対的寄与度を考慮していることから，全身分の各臓器の組織加重係数を合計すると1になる。

③実効線量 effective dose（シーベルト[Sv]）

　放射線による影響の受けやすさは，組織や臓器によって異なる。人体への被ばくのリスクを総合的に評価する目的で，等価線量に対し被ばくした臓器・組織の，その影響の大きさを考慮した相対値（**組織加重係数**[*14]，表5）を乗じ，全身について合計した線量。放射線の人体全体への影響を表す。

　組織・臓器ごとに，（等価線量×組織加重係数）を計算し，全身について合計する。

　組織加重係数は，身体の組織や臓器により異なる放射線の影響度（放射線感受性）の指標となる係数である。

表5 組織加重係数

組織・臓器	組織加重係数 W_T
骨髄（赤色），結腸，肺，胃，乳房，残りの組織	0.12
生殖腺	0.08
膀胱，食道，肝臓，甲状腺	0.04
骨表面，脳，唾液腺，皮膚	0.01

（日本アイソトープ協会：国際放射線防護委員会の2007年勧告.より改変引用）

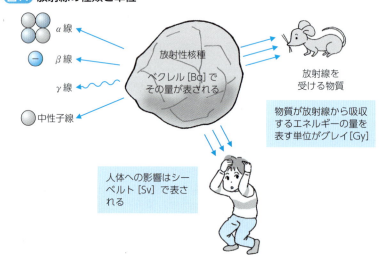

図11 放射線の種類と単位

MEMO

▶放射能の強さは，Bqで示される。ただし，Bqからは発生する放射線の種類やエネルギーを特定できない。放射線の人体への影響を考えるとき，場に存在する放射線と人体との相互作用により吸収されたエネルギーの量（吸収線量Gy）を知る必要がある。さらに，①放射線の種類とエネルギーの違いによる生物学的影響の違いを放射線加重係数で，②吸収部位の違いによる人体への影響の違いを組織加重係数でそれぞれ補正し，個体全体としてのリスク（実効線量Sv）を評価する。

1 元素の性質

表6 放射線の量と単位のまとめ

量		単位		注
名称	記号	SI	名称	
放射能	A	s^{-1}	Bq(旧単位Ci)	$1\,[\text{Ci}] = 3.7 \times 10^{10}\,[\text{Bq}]$
壊変定数	λ	s^{-1}		
電子ボルト	eV	J		$1\,[\text{eV}] = 1.602 \times 10^{-19}\,[\text{J}]$
照射線量	X	$C \cdot kg^{-1}$	旧単位R	(種類)X線, γ線　(物質)空気
空気カーマ	K	$J \cdot kg^{-1}$	Gy	(種類)間接電離放射線　(物質)空気
空気カーマ率	$\dot{K}$	$J \cdot kg^{-1} \cdot s^{-1}$	$Gy \cdot s^{-1}$	
粒子フルエンス	ϕ	m^{-2}		(種類)粒子　(物質)すべて
粒子フルエンス率	$\dot{\phi}$	$m^{-2} \cdot s^{-1}$		
エネルギーフルエンス	ψ	$J \cdot m^{-2}$		(種類)エネルギー　(物質)すべて
エネルギーフルエンス率	$\dot{\psi}$	$J \cdot m^{-2} \cdot s^{-1}$		
断面積	σ	m^2	b(バーン)	$1\,[\text{b}] = 10^{-28}\,[\text{m}^2] = 10^{-24}\,[\text{cm}^2]$ (常用単位)
統一原子質量単位	u	kg		$1\,[\text{u}] = 1.66054 \times 10^{-27}\,[\text{kg}]$
吸収線量	D	$J \cdot kg^{-1}$	Gy	(種類)すべての放射線　(物質)すべて
等価線量	H_T	$J \cdot kg^{-1}$	Sv	(種類)すべての放射線　(物質)人体の組織・臓器
実効線量	E	$J \cdot kg^{-1}$	Sv	(種類)すべての放射線　(物質)人体全体

MEMO

放射能と放射線の強さ

放射線量は,
1. 放射能の強さ(放射線を発生する能力の大きさ)に関連する量(単位:Bq, 壊変定数),
2. 場における放射線の強さに関連する量(単位:電子ボルト, 照射線量, フルエンス, 空気カーマなど),
3. 放射線の人体への作用の強さに関連する量(単位:吸収線量, カーマ, 等価線量, 実効線量など)

に大別される。それぞれの放射線量が何を測り, 測定値の大きさがどのような意味をもつのか, 相互に関連づけて理解することが大切である。

5 放射性壊変の種類

　天然に存在する核種の多くが安定である一方, 人工的に作り出した核種のほとんどが不安定である。不安定な核種は放射性壊変(放射性崩壊)によって安定核種に変わっていく。放射性壊変の様子を図で表したものを**壊変図**(disintegration scheme, 壊変図式, 壊変図表, 崩壊図など)という。

　原子核のエネルギーは, 軌道電子と同様に離散的なエネルギー状態(**エネルギー準位**)をとる。最も低い状態を**基底状態**(ground state), それ以外を**励起状態**(excited state)と呼ぶ。励起状態にある原子核が基底状態もしくはより低い励起状態に遷移するとき, 準位間のエネルギーの差を電磁波(γ線)あるいは粒子(α線, β線など)の運動エネルギーとして放出する。

軌道電子については，励起状態にある軌道電子が低いエネルギー準位に遷移するとき，両軌道のエネルギー準位の差に相当するエネルギーを**特性X線**（characteristic X-ray）として放出する。このため，特性X線は核種に固有のエネルギーをもつことになる。また，荷電粒子線（電子線など）が原子核との相互作用により減速する際に発生する電磁波を**制動X線**（bremsstrahlung X-ray）という。

γ線とX線の違いは，γ線が原子核内で発生し，X線が軌道電子の関与により原子核外で発生するという発生過程の違いであり，波長では区別できない。

放射性壊変を行う原子核は，核子の結合がエネルギー的に不安定な状態にある。原子核の安定性は，主として陽子数と中性子数の比に依存する。核図表（26ページ）の安定線上の陽子数と中性子数の比は，軽い核種では1，重くなるにつれて中性子が過剰となり1.5前後になる。原子番号が大きくなるにしたがい陽子同士のクーロン斥力が大きくなる。これに対応するため，中性子数を増やし核力を強めているものと考えられる。安定線上から外れる核種は不安定なエネルギー状態となり，壊変することで安定線に近づく。ただし，陽子数および中性数のみから原子核の安定性を一義的に決めることは難しく，他の要因も関連すると考えられている。

放射性壊変の種類としては，α壊変（alpha disintegration，α崩壊），β壊変（beta disintegration，β崩壊），γ壊変（gamma disintegration，γ崩壊），核異性体転移（isometric transition），自発核分裂（spontaneous nuclear fission；SF）などがある。このうち自発核分裂については第2章で説明する。

α壊変は，原子核からα粒子（Heの原子核）が放出される現象をいう。**β壊変**は，原子核内の陽子と中性子が電子を媒介として相互変換する現象であり，**β⁻壊変**と**β⁺壊変**，**軌道電子捕獲**（electron capture，EC）に分けられる。**γ壊変**は，α壊変やβ壊変の結果，生成された核種がいまだ高いエネルギー状態にある場合に，余分なエネルギーをγ線として放出する現象である。γ壊変は，α壊変やβ壊変後に残存するエネルギー的な不安定状態の調整メカニズムといえる。核異性体転移や**内部転換**（internal conversion）もγ壊変に属する。放射性壊変の過程を特定の核種として扱うためには，その原子核が観測できる程度の寿命（通常秒単位）をもっている必要がある。

MEMO

▶ 核力とクーロン力

クーロン力と比べた場合，核力は作用力は大きいが，作用する距離が短い。したがって，核子どうしが十分に近づいたときに大きな力で結びつく（ただし，極端に近い距離では，逆に大きな斥力を受ける）。核子間の距離が離れた場合，クーロン斥力と核力は拮抗し，核子同士の結合は弱まる。この状態で外部からの衝撃があると原子核は分裂する。

■ 原子核の不安定要因

①原子核が重すぎる

表面効果のために核子の結合が弱くなる。α壊変を起こすことが多いが，$Z \geqq 90$ では自発核分裂を起こすこともある。

②中性子と陽子のバランスが悪い

中性子が過剰，または不足した状態。β壊変（β^-壊変，β^+壊変，EC壊変）により，安定核種の核子組成に近づく。質量数が40以上の大きな原子核では中性子が過剰になる。

特定の数（2，8，20，28，50，82，126）の陽子または中性子から構成される原子核は安定する。この数を**魔法数**（マジックナンバー）と呼ぶ。魔法数である原子核は，**結合エネルギー**（binding energy）が大きい。

陽子数，中性子数がともに魔法数である原子核は，特に結合エネルギーが大きい。

③原子核が励起状態にある

核異性体などは過剰なエネルギーをγ線として放出。

MEMO

▶ 表面効果

核子は，周囲の核子から引力を受けているが，原子核表面にある核子は内部にある核子からのみ引力を受ける。この結果，原子核全体のエネルギーが増加し，結合エネルギーが減少する。これを表面効果という。

MEMO

▶ 魔法数（マジックナンバー）

魔法数は，結合エネルギーが大きいこと以外にも，自然界に多量に存在する，陽子数が魔法数である元素は多くの安定同位体をもつ，などの特徴をもつ。魔法数が存在する理由として，原子核の殻模型における閉殻に対応することが示されている。

MEMO

▶ 結合エネルギー

互いに引き合う複数の要素からなる物質において，粒子が集まって存在する状態と，ばらばらに存在する状態との間のエネルギーの差のこと。本書では，軌道電子と原子核間のクーロン引力による結合エネルギー（1 −（1）参照），核力によって生じる核子間の結合エネルギー（上記）の2通りの意味で用いている。他にも，原子，分子間の化学結合エネルギーの意味でも使われる。

■ α壊変

α線（Heの原子核）を放出し陽子，中性子各2個（質量数4）が減少する壊変。Ra（ラジウム），U（ウラン），Th（トリウム）などの重い核種（$Z > 83$）でよく起こる。核力は量子化された一定の内部エネルギーをとるので，α線の運動エネルギーは単一のエネルギー値（**線スペクトル**）となる。

例1：^{226}Raは，4.601 MeV と 4.784 MeV の2種類のα線を放出する。

例2：^{232}Thは，3.950 MeV と 4.012 MeV の2種類のα線を放出する。

$$^{226}_{88}\text{Ra} \rightarrow {}^{222}_{86}\text{Rn} + {}^{4}_{2}\text{He}（\alpha線）$$

MEMO

▶ ^{223}Ra

2016年にα線を放出する放射性医薬品として塩化ラジウム（^{223}Ra）注射液が発売された。骨転移巣に対して抗腫瘍効果をもつとされる。物理的半減期：11.43日，α線エネルギー：5.0〜7.5MeV（95.3％）

Term a la carte

＊15　中性微子
neutrino。記号νで表され，電気的に中性な素粒子で，ニュートリノともいう。静止質量は電子の質量の千分の1よりも小さい。それ自身は安定であり，物質との相互作用はほとんどない。例えば，核内の中性子が陽子に変化したときなど，原子核の不安定状態を解消するため，β線と対の形で中性微子を放出する。β⁻壊変に伴って放出される中性微子を反中性微子（$\bar{\nu}$）と呼び，β⁺壊変に伴って放出される中性微子（ν）と区別することがある。

■ β壊変

原子核内の陽子と中性子が電子を媒介として相互変換する壊変。陽子と中性子の比の不均衡が壊変の原因。中性子過剰の放射性核種ではβ⁻壊変が，中性子不足の放射性核種ではβ⁺壊変もしくはEC壊変が起こる。

β線（電子）と**中性微子**＊15（ν：ニュートリノ）を放出する。親核種と娘核種は同重体の関係になる。

β壊変に伴ってγ線を放出する場合が多い（例外：^{3}H，^{14}C，^{32}Pなど）。

① β⁻壊変

中性子が陽子に変わり，その際にβ⁻線と中性微子を放出する。

中性微子と運動エネルギーを不定比率で分け合うことから，β⁻線のエネルギーは**連続スペクトル**を示す。

$$^1_0 n \rightarrow {}^1_1 p + {}^{\ 0}_{-1} \beta^- + \nu$$

MEMO

▼ β⁻壊変
^{3}H，^{14}C，^{32}P，^{33}P，^{35}S，^{59}Fe，^{60}Co，^{64}Cu，^{89}Sr，^{90}Y，^{131}I，^{133}Xe，^{137}Csなど。
このうち，^{3}H，^{14}C，^{32}P，^{33}P，^{35}Sは，ラジオアイソトープを用いた生命科学研究に多く用いられている。^{131}Iは，内用療法として甲状腺癌やバセドウ病などの甲状腺疾患に使われている。また，近年^{89}Srががんの骨転移による疼痛緩和に，^{90}Yが放射免疫療法として悪性リンパ腫の治療に利用が始まった。

② β⁺壊変

陽子が中性子に変わり，その際に陽電子（positron，β⁺線）と中性微子を放出する。

β⁺線のエネルギーは，**連続スペクトル**を示す。

β⁺線は，陰電子と反応し，**消滅放射線**を反対方向に2本放出する。

$$^1_1 p \rightarrow {}^1_0 n + {}^{\ 0}_{+1} \beta^+ + \nu$$

MEMO

▼ β⁺壊変
^{11}C，^{13}N，^{15}O，^{18}F，^{68}Gaなど。
このうち^{11}C，^{13}N，^{15}O，^{18}Fは，PET検査で放射性医薬品として用いられている。^{68}Gaは，校正用線源として用いられてきたが，最近ジェネレータシステムとしても研究利用が始まっている。

Term a la carte

＊16 オージェ電子
Auger electron。励起状態にある原子が光子の代わりに電子を放出し，より安定なエネルギー状態へ遷移する現象をオージェ効果といい，放出される電子をオージェ電子という。オージェ効果は，原子番号の小さい原子や，外側の殻に空孔ができた場合に多く発生し，原子番号の大きい原子の内殻に空孔ができたときは特性X線を発生することが多い。

MEMO

軌道電子捕獲
^{51}Cr，^{67}Ga，^{111}In，^{123}I，^{125}I，^{201}Tlなど。

■ 軌道電子捕獲

原子核内の陽子が軌道電子（通常K殻）を取り込んで中性子に変化し，同時に中性微子を放出する壊変を軌道電子捕獲（**EC壊変**），もしくは単に電子捕獲という。β壊変の一種。陽子が1個減り，中性子が1個増える。

軌道電子捕獲によりK殻の軌道電子が空席になった場合，外殻から電子が補充される。エネルギー準位の差を**特性X線**として放出する（$Z \geqq 32$で起こりやすい）。

特性X線の一部が軌道電子にエネルギーを与え，**オージェ電子**[＊16]を放出する場合もある（$Z \leqq 32$で起こりやすい）。

$$^{1}_{1}p + e^{-} \rightarrow ^{1}_{0}n + \nu$$

■ γ壊変

α，β壊変により，α線やβ線を放出した後もまだエネルギー的に不安定な状態（励起状態）にあることが多い。この場合，短時間に余分のエネルギーをγ線として放出（γ壊変，gamma decay）し，安定状態（基底状態）に落ち着く（図12）。

γ壊変では原子核のエネルギー状態だけが変化する。放出されるγ線のエネルギーは，エネルギー準位の差に等しいことから**線スペクトル**を示す。

γ壊変は，α，β壊変後のきわめて短時間に起こるため，親核種の壊変と同時に発生するとみなせる。ただし，実際に励起状態にあるのはα，β壊変後の娘核種である（図13）。

X線は，軌道電子のエネルギー準位間の遷移によって放出され，γ線は，原子核のエネルギー準位間の遷移によって放出される。X線とγ線は，発生場所が原子核の外か内かによって区別される。

図12 γ壊変の例

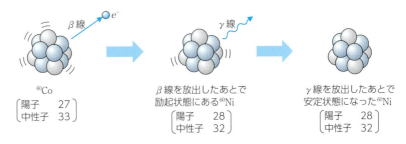

^{60}Co
（陽子 27 / 中性子 33）

β線を放出したあとで励起状態にある^{60}Ni
（陽子 28 / 中性子 32）

γ線を放出したあとで安定状態になった^{60}Ni
（陽子 28 / 中性子 32）

> **MEMO**
> α壊変：^{226}Raからα線が放出され，^{222}Rnとなる。
> β壊変：^{40}Kからβ$^-$線が放出され，^{40}Caとなる。
> γ壊変：^{60}Coや^{137}Csからγ線が放出され，核のエネルギーがより低い状態に遷移する。

図13 α壊変・β壊変・γ壊変の例

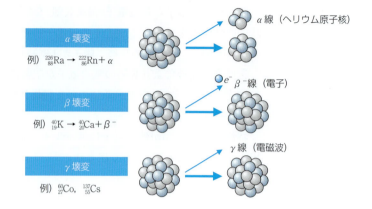

■ 内部転換

励起状態にある原子核がγ線を放出する代わりに，そのエネルギーを軌道電子に与え，原子外に放出する現象。γ壊変の一種。放出された電子を**内部転換電子**と呼ぶ。この結果生じた空席は，外側の電子によって埋められる。このとき**特性X線**が放出される。特性X線の代わりに軌道電子(**オージェ電子**)を放出する場合がある(図14)。

内部転換電子の運動エネルギーは(軌道間のエネルギー差－結合エネルギー)で与えられるため，**線スペクトル**を示す。内部転換はK殻のみならずL，M，……殻でも起こる。

図14 自由電子の発生起源

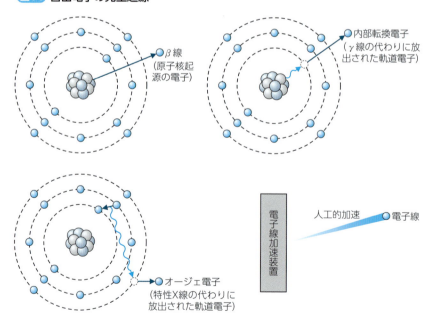

■ 核異性体転移

陽子数と中性子数は等しいが，原子核のエネルギー状態だけが異なる核種を**核異性体**（nuclear isomer）という。原子核の励起状態は通常10^{-12}秒前後であるが，励起状態が比較的長く続く（10^{-6}秒以上）場合がある。これを**準安定状態**と呼び，質量数の横にm（meta stable）を記載する。

例：^{99m}Tc，^{81m}Kr

準安定状態が2つ以上あるときは，エネルギーの低い方からm1，m2，……のように表示する。

準安定状態にある核種が，γ線を放出して基底状態（あるいはより低い励起状態）になることを**核異性体転移**（nuclear isometric transition：IT）といい，このとき，γ線は**線スペクトル**を示す。γ壊変の一種。

表7 放射性壊変のまとめ

壊変の種類		壊変の条件	反応の過程	放射線の種類	二次的な変化※	Z	A	エネルギースペクトル
α壊変		質量の過剰	$(2p+2n)$放射	α粒子（$^4_2$He）	γ壊変 核異性体転移	-2	-4	α線：線スペクトル γ線：線スペクトル
β壊変	β^-壊変	n/p過大	$n \rightarrow p+e^-+\nu$	β^-粒子（e^-） 中性微子	γ壊変 核異性体転移	1	0	β^-線：連続スペクトル γ線：線スペクトル
	β^+壊変	n/p過小	$p \rightarrow n+e^++\nu$	β^+粒子（e^+） 中性微子	消滅放射線 （0.51MeVのγ線2本） γ壊変 核異性体転移	-1	0	β^+線：連続スペクトル γ線：線スペクトル
	軌道電子捕獲	n/p過小	$p+e^- \rightarrow n+\nu$	中性微子	特性X線 オージェ電子 γ壊変 核異性体転移	-1	0	特性X線・オージェ電子・γ線：線スペクトル
γ壊変		核の励起	基底状態への遷移	γ線	内部転換電子 特性X線 オージェ電子	0	0	すべて線スペクトル
核異性体転移		核の励起	基底状態への遷移	γ線	内部転換電子 特性X線 オージェ電子	0	0	すべて線スペクトル

※壊変に伴い二次的に発生する可能性がある壊変もしくは放射線

MEMO

線スペクトルは単一エネルギーの放射線を放出していることを意味する。γ線と内部転換電子のエネルギーは，核エネルギー準位の差に相当する。この他，制動X線と中性子線は連続スペクトルとなる。

例題

Q 壊変に関する次の記述のうち，正しいものを選べ。
1. 軌道電子捕獲が起こると原子番号が1つ増加する。
2. 核異性体は核子構成が等しく励起状態と基底状態の核種をいう。
3. 内部転換電子とオージェ電子の放出は競合する。
4. β^+ 壊変は n/p 過大が原因である。
5. 特性X線は原子番号の小さい原子で多く発生する。

A
1. 誤り。減少する。
2. 正しい。
3. 誤り。γ線放出と内部転換電子の放出が競合する。
4. 誤り。n/p 過小が原因である。
5. 誤り。大きい原子で発生する。

答：2

表8 放射線の分類

放射線				説明
	中性子線			電荷をもたない。単独では不安定。β^- 壊変により陽子に変わる。熱中性子は原子核内に容易に入り込み，核反応を起こす
	粒子線	荷電粒子線	宇宙線	宇宙空間から飛来する高エネルギーの荷電粒子線（一次宇宙線）と，これが大気中の原子核と相互作用することで生成される二次粒子（二次宇宙線）がある
			一次宇宙線	主成分は高エネルギー陽子と軽い原子核。一次宇宙線は，地球磁場の影響を受けるため，緯度によって入射強度が異なる（緯度効果）
				銀河宇宙線　超新星の爆発により発生する
				太陽宇宙線　太陽フレアから発生する。陽子と α 粒子からなるが，エネルギーは銀河宇宙線より低い
			二次宇宙線	一次宇宙線が，大気中の N_2，O_2，Ar などと核反応を起こし，生成された陽子，中性子，パイ中間子などの放射線のこと。地上に降り注ぐ宇宙線はすべて二次宇宙線となる
			陽子線	陽子の流れ。水素原子核と同じ。ブラッグピークをもつ。陽子線や重陽子線は，放射線治療に用いられている
			α線	α 壊変に伴い放出される α 粒子の流れ。ヘリウムの原子核。電離作用が強く，透過力はきわめて弱い
			β線	β 壊変に伴い放出された電子の流れ。放出される電子は陰電子と陽電子の場合がある。透過力は弱い
		電磁波	γ線	α 壊変に伴い放出される電磁波。励起状態の原子核が基底状態に遷移する際，原子核から放出される
			X線	軌道電子の遷移により放出される電磁波。X線管などで発生させる

＊他に，重粒子線や電子線などが荷電粒子線に分類される。

Term a la carte

*17 スピン
陽子,中性子,電子などの素粒子に固有な角運動量のこと。原子核における角運動量は,核子の運動による軌道角運動量とそれぞれの自転によるスピン角運動量の和となり,これを核スピンと呼ぶ。通常,粒子のスピンが1/2のときは,その粒子のスピン角運動量が$(h/2\pi)/2$であることを意味する(hはプランク定数)。

*18 パリティ
素粒子が,空間の反転(鏡に映すこと)に対して対称性をもつ場合に,反転に対する波動関数の符号の変化をパリティと呼ぶ。変化しない場合を偶,変化する場合を奇という。γ線は,通常奇のパリティをもつ。

*19 分岐壊変
2つ以上の壊変が競合すること。それぞれの壊変が起こる比率を分岐比という。分岐壊変のそれぞれに壊変式が成り立ち,各々の半減期を部分半減期という。

■ 壊変図

放射性核種の壊変の状態を表した図。崩壊図,壊変図式とも呼ばれる。

壊変図では,親核種と娘核種の元素記号および質量数,親核種の半減期,壊変様式,壊変の確率,放射線の種類,放射線のエネルギー,娘核種の励起状態におけるエネルギー準位,核種のスピン*17およびパリティ*18などを示す。

- 左右方向:(右)原子番号が大きい,(左)小さい
- 上下方向:(上)ポテンシャルエネルギーが高い,(下)低い
- β^-壊変は右下方(原子番号の増加およびエネルギーの放出)。
- α壊変,β^+壊変,ECは左下方(原子番号の減少およびエネルギーの放出)。
- γ壊変は垂直下方(原子番号は変わらず,エネルギーの放出のみ)。
- 原子核のエネルギー準位は水平線で表す。
- 励起状態のエネルギー準位は,基底状態のエネルギー準位を0として相対的な位置関係で示す。
- γ線のエネルギー準位間の距離は,エネルギーの差に比例する。
- 2つ以上の経路で壊変(**分岐壊変***19)するときはそれぞれの経路を矢印で示し,これに対応する確率を%で付記する。

例1:^{137}Csの壊変(図15)

^{137}Csは,原子番号55のアルカリ金属元素で人工放射性核種である。半減期30.17年でβ^-壊変し^{137}Baに変わる。このとき94.4%の確率で核異性体である^{137m}Baとなるが,その後半減期2.552分で核異性体転移(IT)により662 keVのγ線を放出して基底状態に遷移する。一方,5.6%の確率でβ^-壊変により直接基底状態の^{137}Baになる。^{137}Baは放射線を出さない安定核種である。

^{235}Uなどの核分裂で生成され,原子力発電所等の廃棄物や核実験のフォールアウトに含まれる。

図15 ^{137}Csの壊変図

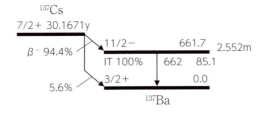

(日本アイソトープ協会:アイソトープ手帳,11版,2011.より引用)

例2：⁴⁰Kの壊変(図16)

⁴⁰Kは原子番号19でアルカリ金属に属す典型元素である。生物の必須元素であることから人体に多量に存在し，主要な内部被ばく線源となっている。半減期12.5億年で⁴⁰Arと⁴⁰Caに分岐壊変する。10.8％の確率でEC壊変により⁴⁰Arの励起状態になる。励起状態の⁴⁰Arは，1.461 MeVのγ線を放出して基底状態に遷移する。一方，89.1％の確率でβ⁻壊変により⁴⁰Caの基底状態になる。このとき，γ線は放出されない。⁴⁰K-⁴⁰Ar壊変は，年代測定に利用されている(62ページ参照)。

図16 ⁴⁰Kの壊変図

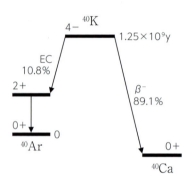

例3：⁹⁹Moの壊変(図17)

⁹⁹Moは，原子番号42でクロム属元素の一つである。半減期66時間で⁹⁹Tcに壊変する。⁹⁹Moは非常に複雑な壊変を行うので主要経路のみ記述する。

⁹⁹Moは，82.2％の確率でβ⁻壊変により⁹⁹ᵐTc(142.7 keV)になる。一方，16.4％の確率でβ⁻壊変により⁹⁹Tcの励起状態(920.6 keV)になり，この後γ線を放出して181.1 keVもしくは142.7 keVに遷移する。このような高いエネルギー準位からの遷移も含め，結果的に⁹⁹Moの87.7％が142.7 keVの⁹⁹ᵐTcになる。

⁹⁹ᵐTcは核異性体転移(IT)を起こすが，内部転換によりわずかに低いエネルギー(140.5 keV)に遷移する。このとき，内部転換係数が高いためγ線はほとんど放出されない。その後，181.1 keVからの遷移と合わせγ壊変により140.5 keVのγ線を放出して基底状態に遷移する。核医学検査で主として使用するのは140.5 keVのγ線である。また，⁹⁹Tcも半減期2.111×10⁵年の放射性核種であり，⁹⁹Ruに壊変する。

図17 ^{99}Moの壊変図

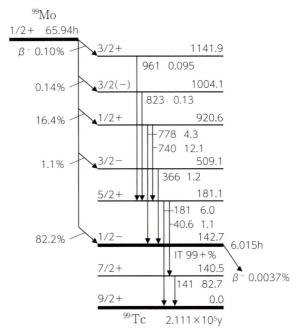

(日本アイソトープ協会：アイソトープ手帳, 11版, 2011. より引用)

例題

Q ^{137}Csの壊変に関して正しいものはどれか。

1. ^{137}Csはβ^+壊変をしている。
2. 514 keVのβ線と662 keVのγ線は同時に放出される。
3. 特性X線は内部転換に伴い放出される。
4. 662 keVのエネルギー準位の^{137}Baは核異性体（$^{137\text{m}}$Ba）である。
5. K-X線とK殻オージェ電子は同時に放出される。

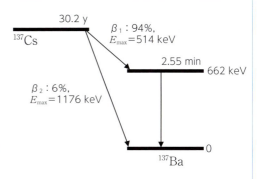

A
1. 誤り。β^-壊変である。
2. 誤り。同時ではない（β線→γ線）。
3. 正しい。
4. 正しい。半減期を確認のこと。
5. 誤り。$^{137\text{m}}$Baが内部転換電子を放出したとき，K殻の特性X線とオージェ電子の放出は競合するため，いずれかになる。

答：3，4

MEMO

統一原子質量単位
微小な質量を表すために用いられている単位である。かつては原子質量単位（記号 amu）が使われていたが、現在公式には用いられない。統一原子質量単位とダルトン（ドルトン, dalton, 記号Da）は同義の単位。

MEMO

アボガドロ定数
分子量12の炭素が12g存在する場合、1モルとなる。1モルの物質中に含まれる分子の数は一定で、この数をアボガドロ定数と呼び、N_Aの記号で表す。温度が0℃、圧力が1気圧のとき、1モルの気体の体積は、気体の種類によらず22.4 lになる。

6 統一原子質量単位と結合エネルギー

分子、原子、原子核、中性子、陽子などの質量を表す単位として**統一原子質量単位**（unified atomic mass unit, 記号u）が用いられる。^{12}C原子1個の質量の12分の1を基準単位とする。1uは、1個の陽子あるいは中性子の質量にほぼ等しい。

原子核は正の電荷をもつ陽子が含まれており、互いにクーロン力による反発力を受けている。実際には、これ以上の力（核力）で結びついているために原子核はばらばらにならない。核子を引き離してばらばらにするために必要なエネルギーを**結合エネルギー**という。結合エネルギーは、核力、クーロン斥力、量子力学的効果によって決まり、結合エネルギーが大きいほど、その結合は強固で、安定な原子核であることを示す。

結合エネルギーは、（原子核の質量）－（原子核をばらばらにしたときの各核子の質量の和）として表され、この質量差を**質量欠損**（mass defect, ΔM）という。1核子あたりの結合エネルギーは核種によらずほぼ一定（約8MeV）である。核分裂や核融合で利用されるエネルギーは、それぞれの反応における反応前と反応後の結合エネルギーの差に相当する。

この結合エネルギーは、化学結合のエネルギーと比べ非常に大きいので、一般に化学反応に影響を与える温度、圧力などは、核反応や壊変速度に影響を与えない。

■ 原子質量（atomic mass[M]）

原子の質量。原子質量は非常に小さい値となることから、グラム単位で表すことは現実的ではなく、これに対応した質量単位（統一原子質量単位）を基準とした相対質量が導入されている。

通常、軌道電子を含めた中性原子の質量で示される。

■ 統一原子質量単位（記号[u]）

^{12}Cの原子1個の質量の12分の1を統一原子質量単位という。

$1[u] = 1/N_A[g]$、ここでN_Aは**アボガドロ定数**（$6.022 \times 10^{23} mol^{-1}$）を表す。

$1[u] = 1.66054 \times 10^{-27}[kg]$

^{12}Cの原子1[mol]は12gに相当する。

陽子の質量　　＝1.0072765[u]
中性子の質量＝1.0086650[u]
電子の質量　　＝0.000548580[u]

1 元素の性質

■ 質量とエネルギーの等価性

アインシュタインは，特殊相対性理論において質量とエネルギーは等価であることを示した。両者の関係は，

$$E = mc^2 \quad (E\text{は全エネルギー，} m\text{は質量，} c\text{は光の速度})$$

光の速度は2.9979×10^8[m/s]
1[eV]$= 1.6022 \times 10^{-19}$[J]なので，
1uのエネルギーは，
$$E(1\,\mathrm{u}) = 1.66054 \times 10^{-27} \times (2.9979 \times 10^8)^2 [\mathrm{J}]$$
$$= 1.4924 \times 10^{-10}[\mathrm{J}] = 931.5[\mathrm{MeV}]$$
1uの質量がすべてエネルギーに変換されると，**931.5 MeV** のエネルギーが発生する。

電子の静止質量をm_eとしたとき，電子1個のエネルギーは，
$$E(m_e) = 931.5 \times 0.000548580 = 0.511[\mathrm{MeV}]$$
電子1個が消失するとき **0.511 MeV** のエネルギーが発生する。

■ 原子核の結合エネルギー

原子核の質量は，それを構成する陽子と中性子の質量の和よりも少し小さい。この質量の差を質量欠損という。質量欠損をエネルギーに換算したものが結合エネルギー（＝核力）である。核力の存在により，核子はまとまっている方が安定する。

質量欠損は，陽子と中性子が原子核を構成するときに放出されるエネルギーと等しく，同時に原子核をその構成要素である陽子と中性子に分解するときに必要となるエネルギーでもある。

■ 質量欠損の計算

$$\Delta M = (ZM\mathrm{p} + NM\mathrm{n}) - M(Z, N)$$

ここでZMpは陽子の質量のZ倍，NMnは中性子の質量のN倍，$M(Z, N)$は原子核の質量である。

例：ヘリウム（^{4}He）の原子核
陽子2個と中性子2個の和 ＝ 4.031883[u]
原子核の質量 ＝ 4.00151[u]
質量差（＝結合エネルギー）＝ 0.03037[u]
結合エネルギー ＝ 0.03037×931.5[MeV] ＝ 28.29[MeV]

これを4で割ると核子1個あたりの平均結合エネルギーは7.07[MeV]となる。この値が大きいほど，原子核は安定する。

質量数が小さい原子核では1核子あたりの平均結合エネルギーはバラツ

キがみられるが，質量数20以上の原子核では7〜9MeVの範囲に収まる(結合力の飽和性)。ただし，質量数が60前後(鉄，ニッケル)で最大値を示し，以降漸減傾向を示す(図18)。

図18 原子核の質量数と結合エネルギーとの関係

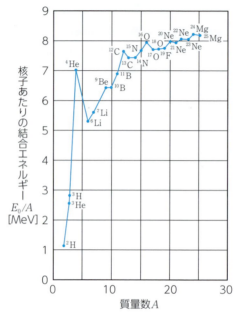

a 質量数2〜25までの核種に対する核子あたりの結合エネルギー変化

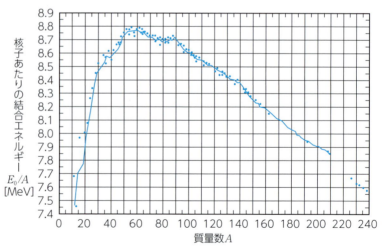

b 質量数12〜240までの核種に対する核子あたりの結合エネルギー変化

2 放射性核種

放射性壊変は線香花火に例えられる。線香花火の火の玉が放射性核種，火花を出す能力が放射能，線香花火の火花が放射線，花火の量が半分になるまでの時間が半減期[*1]，火花の強さが放射能の強さ，そして，火花が体に当たったときの熱さが人体への影響と考えるとわかりやすい。

放射性壊変（崩壊）は，温度，圧力などの影響を受けない偶発的な事象であり，確率の法則にしたがう。単位時間あたり壊変する確率は，核種に固有の定数となり**壊変定数**（disintegration constant，記号λ）と呼ばれる。

すべての放射性核種について，時間dtに壊変する原子核の数dNは，そのとき残っている原子核の数Nとdtに比例し，$dN = -\lambda N dt$で表される。また，半減期をT，平均寿命をτとすると，λ, T, τの間には$T = \ln 2/\lambda$[*2]，$\lambda = \ln 2/T = 0.693/T$，$\tau = 1/\lambda$の関係がある。壊変による原子数の時間変化を図に描くと，**壊変曲線**と呼ばれる指数関数的な減少を示す。

体内に存在する放射性核種の一つに，天然のカリウム中に含まれる^{40}K（半減期：12.51億年）がある。生体に取り込まれた放射性核種は代謝作用により体内から排泄され，減少する。代謝，排泄により放射性核種が体内から半減するまでの時間を**生物学的半減期**（biological half-life）と呼び，これとの対比で，通常の半減期を**物理学的半減期**（physical half-life）と呼ぶ。**有効半減期**（effective half-life）は，生物学的半減期および物理学的半減期の両方の効果により，体内に取り込まれた放射性核種の原子数が最初の半分になるまでに要する時間である。

放射性壊変によって生じた核種を**娘核種**（daughter nuclide），壊変前の核種を**親核種**（parent nuclide）という。放射性核種が次々と壊変し，安定な核種に至る一連のつながりを**放射性壊変系列**〔radioactive disintegration (decay) series，放射性崩壊系列〕という。

放射平衡（radioactive equilibrium）は，親核種と娘核種との放射能の量的な関係が，時間的にほぼ一定の比率で推移する状態をさす。親核種と娘核種の半減期の長さにより，**過渡平衡**（transient equilibrium）と**永続平衡**（secular equilibrium）に分けられる。

過渡平衡の状態を利用して娘核種を親核種から繰り返し分離・抽出する操作を**ミルキング**（milking）という。いったん親核種から娘核種を取り出しても，時間が経過すれば再び娘核種が生成される。このため，適当な時間をおくことで娘核種の分離・抽出を繰り返し行うことができる。この操作は，乳牛から毎朝ミルクを搾り取る作業に似ていることから，ミルキングと呼ばれる。ミルキングを行う装置を**ジェネレータ**あるいは**カウ**[*3]といい，核医学診断に必要な放射性医薬品の標識に用いる^{99m}Tcなどの溶出に利用されている。

Term a la carte

[*1] 半減期
放射性壊変により放射能は指数関数的に減少する。放射能（あるいは原子数）が元の半分になるまでの時間を半減期という。

[*2] ln
lnは自然対数で，ネイピア数eを底とする対数
$\ln x = \log_e x$
eはおよそ2.71828

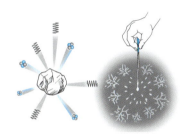

Term a la carte

[*3] カウ
cow：乳牛，雌牛のこと。

Term a la carte

＊4　ウラン系列
ウランの同位体^{238}Uから壊変が始まり8回のα壊変と6回のβ壊変を繰り返し，最後は鉛の安定同位体^{206}Pbとなる系列をいう。この系列に属する各核種の質量数は4で割ると2余るので4n＋2系列とも呼ばれる。

＊5　トリウム系列
トリウムの同位体^{232}Thから壊変が始まり6回のα壊変と4回のβ壊変を繰り返し，最後は鉛の安定同位体^{208}Pbとなる系列をいう。この系列に属する各核種の質量数は4で割り切れるので4n系列とも呼ばれる。他には，アクチニウム系列，ネプチニウム系列がある。

MEMO
ネプツニウム系列の親核種である^{237}Npは，半減期が214万年で他の3系列と比べると短い。

放射線は，発生源の違いによって**自然放射線**と**人工放射線**に分けられる。自然放射線は，地球の誕生時から存在する核種あるいは宇宙線の作用で生成される核種から発生する。

地球創成期から存在する放射性核種あるいはその娘核種を**天然放射性核種**という。天然放射性核種は，ウラン系列[＊4]，トリウム系列[＊5]などの放射性壊変系列に属する核種と，単独で存在する核種（例：^{40}Kなど）に分けられる。壊変系列は，親核種がいずれもきわめて長い半減期をもつことが特徴である。ウラン系列およびトリウム系列中に気体の放射性核種ラドンがあり，系列最後の安定核種は鉛となる。

人工放射線としては，大気圏内核実験により生成され環境へ放出された放射性核種，原子力発電や産業利用，医療等から発生する放射線などがある。

1 放射性壊変の法則

放射性壊変は，基本的に温度，圧力，化学状態などの外的環境に影響を受けない独立で確率的な現象である。1個の原子がいつ壊変するかという問題と多数の原子がある時間にどの程度壊変するかという問題は，**放射性壊変の法則**（壊変律）として共通して確率的に取り扱われている。

MEMO
放射性壊変現象は，ポアソン分布に従うとされる。ポアソン分布は，離散的確率分布の一つで，まれに起こる事象の発生確率を表し，期待値（平均）と分散が等しくなる。例えば，1日の交通事故死亡者数の1年間の分布，自然放射線を短時間計測したときの1日での分布など。低頻度で発生するランダムな現象を観測するときによく当てはまる。

■ 1個の原子がいつ壊変するか？

特定の原子がいつ壊変するかを確定的に予測することはできない。したがって確率的な現象として考える。特定の原子が壊変する確率pは，

$$p = \lambda \Delta t$$
p　：壊変確率
λ　：原子固有の比例定数（壊変定数，崩壊定数）

ここで，壊変しない確率は$(1-p)$である。n回の時間間隔を経た時間t（$t = n \Delta t$）の経過後に壊変しないで残存する確率$(1-p)n$は，$n \to \infty$の条件を加えて，

$$\lim_{n \to \infty}(1-p)^n = \lim_{n \to \infty}\left\{1 - \lambda\left(\frac{t}{n}\right)\right\}^n = e^{-\lambda t}$$

MEMO
$e^{-\lambda t}$は，1個の放射性核種がt時間後に壊変しないで残っている確率を示す。

となる。

始めにN_0個の原子があった場合，t時間後に壊変しないで残っている原子の数がNである確率は

$$N = N_0 e^{-\lambda t} \qquad \text{❶}$$

となる。

■ 多数の原子が，ある時間にどのぐらい壊変するか？

原子が多数存在する場合は，ある時間に壊変する原子数を確率的に予測できる。ある短い時間dtの間に壊変する原子の数dNは，時刻tに壊変しないで残っている原子の数Nに比例（壊変定数λ）する。壊変定数λは，単位時間の壊変確率の大きさの尺度となる。

> **MEMO**
>
> **式❷**
> ある瞬間の放射能（＝原子数の減少率）は，そのときに存在する放射性核種の原子数に応じて決まるが，次の瞬間にはこの規則性に従って原子数自体が減るので，それに応じて減少率も小さくなることを意味する。

$$\frac{dN}{dt} = -\lambda N \qquad \text{❷}$$

これを積分すると，❶の式と同一になる。

$$N = N_0 e^{-\lambda t} \qquad （N：t時間後の原子数）$$

> **MEMO**
>
> 上式は，放射性核種（壊変定数λ）の時間経過に伴う原子数の変化を表す式となる。N_0は最初の原子数で，壊変しないまま残存する原子数Nは時間を経るとともに指数関数的に減少する。その減少型指数関数の特徴を決定する唯一のパラメータがλである。

放射性核種の原子数は，経過時間とともに指数関数的に減少する。ただし，放射能は原子数Nで示すよりも単位時間あたりの壊変原子数λNで表すのが一般的であり，これをAで表すと，

> **MEMO**
>
> 最初は大きく減少するが，次第に減少する割合は小さくなる。

$$A = A_0 e^{-\lambda t} \qquad （A：t時間後の放射能）$$

となる。

時間変化に注目する場合は，壊変曲線を用いる（図1a）。片対数グラフを用いると直線関係で表示でき，グラフを作成することで半減期の読み取りが容易となる（図1b。縦軸に$\ln(A/A_0)$を，横軸に時間tをプロットすると直線となり，その傾きが$-\lambda$となる）。

> **MEMO**
>
> 図1bでは，実測値から半減期を14.5日と推定している（実際は14.3日）。

$$\ln\left(\frac{A}{A_0}\right) = -\lambda t$$

図1 ³²Pの壊変曲線

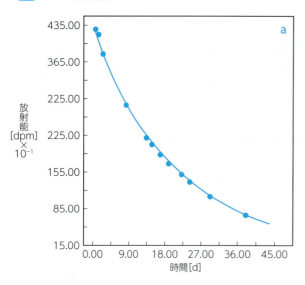
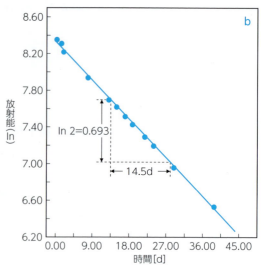

> **MEMO**
> 放射能 A は放射性核種の原子数 N に比例する（$A = \lambda N$）ことから，半減期を放射能が半分に減少するまでの時間と定義しても同じである。

2 半減期

半減期（half-life）は，ある放射性核種が壊変して別の核種に変わるとき，親核種の原子の半数が壊変するまでの時間をいう。放射性核種の安定度を表す数値であり，半減期が短いほど不安定な核種ということになる。放射性壊変は偶然に発生する事象であり，通常半減期は多数の原子を対象として確率的に計算される。

> **MEMO**
> $\dfrac{dN}{N} = -\lambda dt$
> $\int \dfrac{dN}{N} = -\lambda \int dt$
> $\log N = -\lambda t + c$
> $N = e^{-\lambda t + c} = Ce^{-\lambda t}$
> $t = 0$ のとき，
> $N = N_0$ なので
> $N = N_0 e^{-\lambda t}$

例：¹⁶N原子が100万個あったとする。約7秒の間に約半分の50万個が壊変して酸素原子に変わり，次の約7秒間に約半分の25万個の原子が壊変して酸素原子に変わる。このように，約7秒経過するたびに原子の数が約半分に減っていく。この時間（約7秒）が半減期である（図2）。

半減期は，放射性壊変の速さの指標であり，核種により固有の値となる。放射性壊変は自発的に起こり，壊変によって放射性核種が減少する速度 dN/dt は放射性核種の原子数 N に比例する。

> **MEMO**
> $\dfrac{N_0}{2} = N_0 e^{-\lambda T}$
> $\dfrac{1}{2} = e^{-\lambda T}$
> $N = N_0 e^{-\lambda t}$
> $ = N_0 (e^{-\lambda T})^{\frac{t}{T}}$
> $ = N_0 \left(\dfrac{1}{2}\right)^{\frac{t}{T}}$

$\dfrac{dN}{dt} = -\lambda N$ から，左式（MEMO）により
$N = N_0 e^{-\lambda t}$ が得られる。
　N_0：最初に存在した放射性核種の原子数
　N：t 時間後に存在する放射性核種の原子数
放射性核種の原子数は，経過時間とともに指数関数的に減少する。

$N = N_0 e^{-\lambda t}$ において，$\dfrac{N}{N_0} = \dfrac{1}{2}$（原子数が半分）としたときの時間 T が半減期。
$\dfrac{N_0}{2} = N_0 e^{-\lambda T}$ から，左式（MEMO）により
$N = N_0 \left(\dfrac{1}{2}\right)^{\frac{t}{T}}$ が得られる。

また，$\frac{1}{2} = e^{-\lambda T}$ なので，
$2 = e^{\lambda T}$
$\log_e 2 = \lambda T$ より

$$\lambda T = 0.693$$
$$\frac{dN}{dt} = -\lambda N = -0.693\frac{N}{T}$$

となり，単位時間に壊変する原子数はそのとき存在する原子数に比例し，半減期に反比例することがわかる。

また，半減期と壊変定数との関係は，$T = 0.693/\lambda$ で表される。

質量数をMとすると，質量(m[g])がわかれば，アボガドロ定数6.022×10^{23} mol^{-1}から原子数Nを求めることができる。

$$N = \frac{m}{M} \times 6.022 \times 10^{23}$$

図2 ^{16}Nの壊変

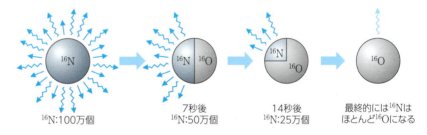

7秒後
^{16}N:100万個　　^{16}N:50万個　　^{16}N:25万個　　最終的には^{16}Nはほとんど^{16}Oになる

14秒後

例題

 2日間で12.5％に減衰する放射性核種の半減期は何時間か。

 放射性核種が$N(t)$になるまで，半減期の何倍(n)の時間経過したかを求める。

$$\frac{N(t)}{N_0} = \left(\frac{1}{2}\right)^n$$

これより $t_{1/2} = \frac{t}{n}$，$0.125 = \left(\frac{1}{2}\right)^3$ なので，

$t_{1/2} = \frac{48}{3} = 16$

答：16時間

3 平均寿命

平均寿命（mean-life）とは，放射性核種の原子数が放射性壊変により最初の$1/e$に減少するまでの時間であり，壊変定数（λ）の逆数となる。半減期と同様に放射性壊変の「速さ」の指標であり，核種により固有の値となる。

N_0個の原子の寿命の合計は，Nを時刻$t=0$から$t=\infty$までの範囲で積分したものとなる。積分された値をN_0で除すことで原子1個あたりの平均寿命τが得られる。

$$\tau = \frac{1}{N_0} \int_0^\infty N dt = \int_0^\infty e^{-\lambda t} = \frac{1}{\lambda}$$

上式から$t=\tau$のとき原子数は$\left(\dfrac{1}{e}\right)N_0$となる。

平均寿命（τ）と半減期（T）との関係は，

$$\tau = \frac{T}{\ln 2} = \frac{T}{0.693} = 1.44T$$

4 有効半減期

体内に取り込まれた放射性核種の原子数（放射能）は，放射性壊変および生体の代謝・排泄により減少する。原子数が半分になるまでの時間を**有効半減期**（実効半減期［記号T_{eff}］）と呼び，**物理学的半減期**［記号T_p］と**生物学的半減期**［記号T_b］の両方が関与する。有効半減期は，内部被ばくによる放射線障害の防護の指標として用いられる。

■ 物理学的半減期［T_p］

体内に取り込まれた放射性核種の原子数が，放射性壊変（物理的特性）により減少し，最初の半分になるまでの時間。

前ページで述べた半減期と同じ意味であるが，生物学的半減期を区別する目的で物理学的という言葉を使用している。

■ 生物学的半減期［T_b］

体内に取り込まれた放射性核種の原子数が，生体の代謝・排泄（生理学的特性）により減少し，最初の半分になるまでの時間。放射性核種以外の物質，薬剤等にも同様の概念が用いられることがある。

2 放射性核種

1章

元素

■ 有効半減期［T_{eff}］

体内に取り込まれた放射性核種の原子数が最初の半分になるまでの時間を有効半減期（実効半減期）と呼ぶ。体内に取り込まれた放射性核種の量は，核種の壊変（物理的特性）および物質の代謝・排泄（生理学的特性）の両方により減少する。

$$\frac{1}{T_{eff}} = \frac{1}{T_p} + \frac{1}{T_b}$$

あるいは，　$T_{eff} = \frac{T_p \times T_b}{T_p + T_b}$

MEMO

^{131}I は，$T_p = 8\,d$，$T_b = 14\,d$ なので，
$T_{eff} = \frac{8 \times 14}{8 + 14} = 5.1\,d$
となる。

内部被ばくによる放射線障害を防護する目的で，放射線源を積極的に体外に除去・排泄するために，同種または同属の非放射性物質を多量に投与することがある。また，生物学的半減期が長いものに対しては，スカベンジャ（100ページ参照）を用いて排泄を促すことがある。

5 放射平衡

壊変系列に属する親核種と娘核種について，親核種の壊変率（すなわち娘核種の生成率）と娘核種の壊変率が一定の比率で安定となり，平衡状態になることを**放射平衡**（radioactive equilibrium）という。親核種と娘核種の半減期の違いによって，過渡平衡と永続平衡に分けられる。

親核種の半減期が比較的長く，かつ娘核種の半減期が親核種よりも短い場合，**過渡平衡**（transient equilibrium）が成立する。過渡平衡において親核種と娘核種の放射能比は一定となり，娘核種の放射能は親核種を上回る。また，娘核種の原子数は親核種の半減期にしたがって減少する。

親核種の半減期が非常に長い場合，**永続平衡**（secular equilibrium）が成立する。この場合，両者の放射能は等しくなり，娘核種の原子数は親核種の半減期にしたがって減少する。

親核種の半減期が娘核種よりも短い場合，放射平衡は成立しない。

■ 放射性壊変（崩壊）系列

親核種（parent nuclide）が放射性壊変して生成した**娘核種**（daughter nuclide）がさらに放射性である場合，これらを**放射性壊変（崩壊）系列**（radioactive disintegration series）あるいは，連続壊変という。

53

■ 放射平衡（図3）

　親核種1の半減期が娘核種2の半減期より十分に長い場合，一定時間経過後，娘核種は生成量と壊変量がつり合った定常状態に達し，親核種と一定の割合で共存する。この状態を**放射平衡**と呼ぶ。

　放射平衡が成立するとき，娘核種の放射能は見かけ上親核種の半減期で減衰する。

図3　放射性壊変系列をなす壊変に対する貯水槽の例

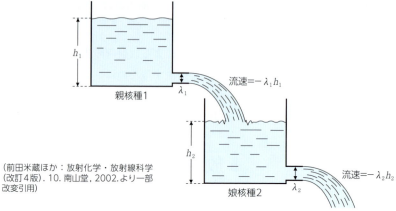

（前田米蔵ほか：放射化学・放射線科学（改訂4版）．10．南山堂，2002．より一部改変引用）

> **MEMO**
> 放射平衡が成立している場合，娘核種の生成速度（図の流入：$\lambda_1 h_1$）と壊変速度（図の流出：$-\lambda_2 h_2$）がつり合った状態になる。このとき親核種と娘核種の原子数比は一定となり，娘核種の原子数の減少は，親核種の半減期に従う。放射能は，過渡平衡で娘核種が親核種より大きくなり，永続平衡では等しくなる。

■ 放射平衡における原子数

核種1（親核種）→核種2（娘核種）→安定核種

核種1および2の壊変定数をそれぞれλ_1，λ_2，最初の原子数をN_1^0，N_2^0，時刻tにおける核種1，2の残存原子数をN_1，N_2とすると，

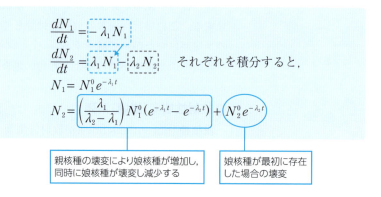

$$\frac{dN_1}{dt} = -\lambda_1 N_1$$
$$\frac{dN_2}{dt} = \lambda_1 N_1 - \lambda_2 N_2 \quad \text{それぞれを積分すると，}$$
$$N_1 = N_1^0 e^{-\lambda_1 t}$$
$$N_2 = \left(\frac{\lambda_1}{\lambda_2 - \lambda_1}\right) N_1^0 (e^{-\lambda_1 t} - e^{-\lambda_2 t}) + N_2^0 e^{-\lambda_2 t}$$

（親核種の壊変により娘核種が増加し，同時に娘核種が壊変し減少する）
（娘核種が最初に存在した場合の壊変）

> **MEMO**
> ▢：親核種が壊変した分が，娘核種に置き換わる。
> ▢：できた娘核種は自身の半減期で壊変する。両者の速度差が娘核種の原子数の時間変化となる。

6 過渡平衡（$\lambda_1 < \lambda_2$）

■ 成立条件

①親核種の半減期は比較的長い（観測可能）。
②娘核種の半減期（T_2）は親核種の半減期（T_1）よりも短い※。
③T_2の7〜10倍程度の時間が経過。

※：おおよそ1/100程度以内

図4 過渡平衡

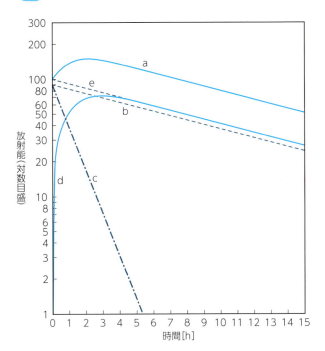

a：はじめに親のみであったフラクションの全放射能（＝b＋d）
b：親の放射能（T_1＝8.0 [h]）
c：新たに分離した娘の壊変（T_2＝0.80 [h]）
d：新たに精製した親から生成する娘の放射能
e：親と娘のフラクション中の娘の全放射能（＝c＋d）
（a, b, eの勾配はT_1＝8.0 [h]に相当）

（富永 健ほか：放射化学概論 第3版. 25, 東京大学出版会, 2011.より一部改変引用）

MEMO

a ：全放射能は最初増加しその後親核種の半減期で減少する。全放射能は娘核種の放射能が最大になる前に最大となる。
b, c：親核種b, 娘核種cをそれぞれ分離したときの放射能の変化。片対数表示のため，傾きは−λになり，角度の違いは半減期の違いを表す。
d ：親核種の中に生成する娘核種の放射能。親核種の壊変によって最初急激に増加し，親核種の放射能と等しくなるときに極大となるが，その後減少に転じる。過渡平衡成立後は親核種の半減期に従い一定の速度で減少する。放射能は親核種を上回るが比は一定。

> **MEMO**
> 過渡平衡を利用して娘核種を複数回取り出すキットをジェネレータ（またはカウ）という。^{87}Y-^{87m}Sr, ^{99}Mo-^{99m}Tc, ^{68}Ge-^{68}Ga, ^{132}Te-^{132}I, ^{140}Ba-^{140}La などが使用されている。

■ 平衡の状態（図4）

①親・娘核種の原子数比と放射能比は一定。
②娘核種の原子数は親核種の半減期に従って減少する。
③娘核種の放射能は親核種よりも大きくなる。

■ 理由

十分な時間経過後は無視可能

$$N_1 = N_1^0 e^{-\lambda_1 t}$$

$$N_2 = \left(\frac{\lambda_1}{\lambda_2 - \lambda_1}\right) N_1^0 (e^{-\lambda_1 t} - e^{-\lambda_2 t}) + N_2^0 e^{-\lambda_2 t}$$

$$N_2 = \left(\frac{\lambda_1}{\lambda_2 - \lambda_1}\right) N_1^0 e^{-\lambda_1 t} = \left(\frac{\lambda_1}{\lambda_2 - \lambda_1}\right) N_1$$

$$\therefore \frac{N_2}{N_1} = \left(\frac{\lambda_1}{\lambda_2 - \lambda_1}\right) = \frac{T_2}{T_1 - T_2}$$

親核種と娘核種の原子数の比は一定　　当初娘核種が存在しない場合，無視可能

放射能を A_1, A_2 とすると，

$$\frac{A_2}{A_1} = \frac{N_2 \lambda_2}{N_1 \lambda_1} = \frac{\lambda_2}{\lambda_2 - \lambda_1} = \frac{T_1}{T_1 - T_2} > 1$$

親核種と娘核種の放射能の比は一定，かつ娘核種の放射能は親核種よりも大きくなる

例題

　^{140}Ba は ^{140}Ba → ^{140}La → ^{140}Ce と壊変する。ただし，^{140}Ba（β⁻壊変）の半減期は12.75 d で，^{140}La（β⁻壊変）の半減期は1.678 d である。5.0 MBq の ^{140}Ba と過渡平衡にある ^{140}La の放射能を求めよ。

A　$\frac{A_2}{A_1} = \frac{T_1}{T_1 - T_2}$ から，

$A_2 = \frac{12.75}{12.75 - 1.678} \times 5 \fallingdotseq 5.76$

答：5.76 MBq

7 永続平衡（$\lambda_1 \ll \lambda_2$）

■ 成立条件

①親核種の半減期（T_1）は非常に長い。
②娘核種の半減期（T_2）は短い。
③T_2 の7～10倍程度の時間が経過。

■ 平衡の状態（図5）

①親核種と娘核種の<u>原子数比は一定</u>，<u>放射能は等しく</u>なる。
②娘核種の原子数は親核種の半減期に従って減少する。

ただし，短時間の観測では，親核種と娘核種の原子数は変化しない。

■ 理由

$\dfrac{N_2}{N_1} = \dfrac{\lambda_1}{\lambda_2 - \lambda_1}$ において分母の λ_1 は無視できる。

∴ $\boxed{\dfrac{N_1}{N_2} = \dfrac{\lambda_2}{\lambda_1}}$ あるいは $\boxed{N_1 \lambda_1 = N_2 \lambda_2}$

MEMO
トリウム系列など壊変系列をつくる天然の放射性核種において，親核種の半減期が残りの娘核種の半減期と比べ十分に長い場合，一定時間経過後に親核種と全娘核種が平衡状態になる。このとき系列中のすべての核種の放射能は等しくなる。

図5 永続平衡

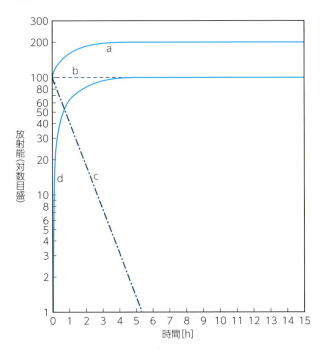

a：はじめに親のみであったフラクションの全放射能（＝b+d）
b：親（$T_1 ≒ ∞$）の放射能（＝c+d）
c：新たに分離した娘の放射能（$T_2 = 0.80$ [h]）
d：新たに精製した親から生成する娘の放射能

MEMO
a：平衡状態に達した後は一定となり，親核種（もしくは娘核種）の放射能の2倍となる。
d：平衡状態に達した後は親・娘核種の放射能は等しくなる。

（富永 健ほか：放射化学概論 第3版. 25, 東京大学出版会, 2011. より一部改変引用）

8 放射平衡が成立しない場合（$\lambda_1 > \lambda_2$）

$\lambda_1 > \lambda_2$の場合，親核種の方が先に減衰するため，放射平衡は成立しない。時間とともに，娘核種が生成して最大に達した後，娘核種の半減期で減衰する（図6）。

図6 放射平衡が成立しない場合

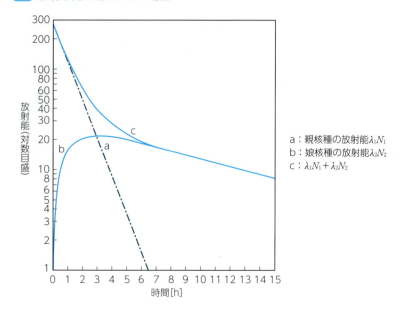

a：親核種の放射能 $\lambda_1 N_1$
b：娘核種の放射能 $\lambda_2 N_2$
c：$\lambda_1 N_1 + \lambda_2 N_2$

9 天然放射性核種

放射性核種は，自然界に存在する**天然（自然）放射性核種**と原子炉や放射線発生装置において人工的に作られる**人工放射性核種**がある。それぞれの核種から発生する放射線を**自然放射線**，**人工放射線**と呼ぶ。天然放射性核種は，地球創成期から存在する長半減期の核種あるいはその娘核種と宇宙線により生成される核種に分けられる。

地球の創生期から存在する長半減期の放射性核種（**一次放射性核種**）には，壊変系列を作る核種と壊変系列を作らずに単独で存在する核種がある。自発核分裂物質である^{235}U，^{238}Uや^{232}Thは壊変系列を作り，α線やβ線などを放出しながら次々に壊変していく。生成された**子孫核種（二次放射性核種）**にはRn（ラドン）やTn（トロン，ラドンの同位体）のようなヒトに放射線被ばくを与える放射性希ガスが含まれる。また，単独で存在する一次放射性核種には，ヒトの生命維持に欠かせないカリウムに含まれる^{40}Kがある。

一方，宇宙線により生成される**誘導放射性核種**として，^{3}H，^{14}Cなどがある。地球の大気圏に飛来する宇宙線（一次宇宙線）の成分は，陽子が大部分を占め，残りはHe，Li，Feなどである。一次宇宙線は大気との核反応によって二次宇宙線，さらに陽子，中性子などに変換されるが，ほとんどが大気中で壊変するか吸収される。

天然放射性核種を発生起源により分類すると，次のようになる。

> **MEMO**
> ▎**天然放射性核種**
> 天然放射性核種は現在およそ110種類の元素が確認されているが，そのうち約80種類は安定同位体をもち，約30種類は放射性同位体のみからなる。

Term a la carte

＊6　トリウム系列
系列中に^{220}Rnを含む。^{220}Rnは半減期55.6秒でトロンとも呼ばれる。大気に含まれることから自然放射線被ばく源の一つとなる。温泉としても利用されている。

＊7　アクチニウム系列
^{235}Uはアクチノウランとも呼ばれることから、アクチノウラン系列ともいう。系に^{227}Acが含まれることからアクチニウム系列という。天然にはウランの鉱物中にウラン系列とともに存在する。

＊8　ウラン系列
^{226}Ra(ラジウム)はキュリー夫妻によりポロニウムとともに発見された。アルカリ土類金属の1つで岩盤などに含まれ、温泉としても利用されている。以前は放射線治療や夜光塗料に利用されていた。
^{222}Rn(ラドン)は^{226}Raの娘核種で不活性ガスとして大気中に多く存在する。気密性の高い屋内で濃度が高く、自然放射線被ばく量の約半分を占める。ラジウム同様、温泉としても利用される。
ウラン系列は親核種である^{238}Uの半減期は約45億年と娘核種のいずれと比較してもはるかに長いため、永続平衡が成立する。十分な時間が経過した後は原子数の比は半減期の比と等しくなり、放射能はすべて親核種と同じになる。自発核分裂をする。

＊9　ネプツニウム系列
ネプツニウム系列は、天然にほとんど存在しないことから発見が遅れ、1947年になり報告された。系列中に^{209}Bi(ビスマス)を含む。^{209}Biは長年、最も重い安定原子核と考えられてきたが、2003年に半減期$1.9×10^{19}$年(1900京年)でα壊変をしていることが確認された。この結果、系列の最終安定核種は^{205}Tlとなった。

■ 一次放射性核種

地球創生時より存在しているきわめて半減期の長い放射性核種。壊変系列の親核種(^{232}Th, ^{235}U, ^{238}U)と壊変系列に属さない天然の放射性核種がある。

■ 二次放射性核種

一次放射性核種が壊変してできる放射性核種(娘核種, 子孫核種)。

^{232}Th, ^{235}U, ^{238}Uのような長寿命の一次放射性核種を親核種とし、α壊変とβ^-壊変を繰り返して鉛の同位体に至る一連の壊変連鎖を放射性壊変系列と呼ぶ(図7)。α壊変では質量数は4減少し、β^-壊変では変化しない。したがって、壊変系列に属する核種の質量数は4の整数倍分変化する。系列中の核種は、すべて放射性核種である。

①トリウム系列[＊6]（4n系列）

^{232}Th(半減期$1.40×10^{10}$年)から始まり6回のα壊変と4回のβ^-壊変を経て^{208}Pbに至る系列。^{232}Thの半減期が最も長いため、系列中の全核種が放射平衡にあることが多い。質量数は、4で割り切れる。

②アクチニウム系列[＊7]（4n+3系列）

^{235}U(半減期$7.04×10^8$年)から始まり、7回のα壊変と4回のβ^-壊変を経て^{207}Pbに至る系列。質量数を4で割ると3余る。

③ウラン系列[＊8]（4n+2系列）

^{238}U(半減期$4.468×10^9$年)から始まり、8回のα壊変と6回のβ^-壊変を経て^{206}Pbに至る系列。質量数を4で割ると2余る。^{238}Uはα壊変のみならず、自発核分裂も行う。

^{226}Ra(岩石中に存在, 半減期1,600年), ^{222}Rn(大気中に存在, 半減期3.82日)などを系列中に含む。

④ネプツニウム系列[＊9]（4n+1系列）

^{237}Np(半減期$2.144×10^6$年)から始まり、8回のα壊変と4回のβ^-壊変を経て^{205}Tlに至る系列(実質的には、^{209}Bi)。現在は天然には存在せず、人工放射性核種としてのみ存在する。質量数を4で割ると1余る。

Rn(ラドン)の同位体を系列内に含まないことが、他3系列と異なる。

表1　放射性壊変系列を構成する放射性核種

系列名	放射性核種	同位体存在比[%]	半減期[年]	最終生成核種	同位体存在比[%]
トリウム系列(4n系列)	^{232}Th	100	$1.40×10^{10}$	^{208}Pb	52.4
アクチニウム系列(4n+3系列)	^{235}U	0.720	$7.04×10^8$	^{207}Pb	22.1
ウラン系列(4n+2系列)	^{238}U	99.274	$4.468×10^9$	^{206}Pb	24.1
ネプツニウム系列(4n+1系列)	^{237}Np	—	$2.144×10^6$	^{205}Tl	70.5

MEMO

放射性壊変系列の親核種の同位体存在比と半減期及び最終生成核種の同位体存在比。地球の誕生(約46億年前)と比べ、^{237}Npの半減期はだいぶ短い。

図7 放射性壊変系列を構成する放射性核種とその半減期

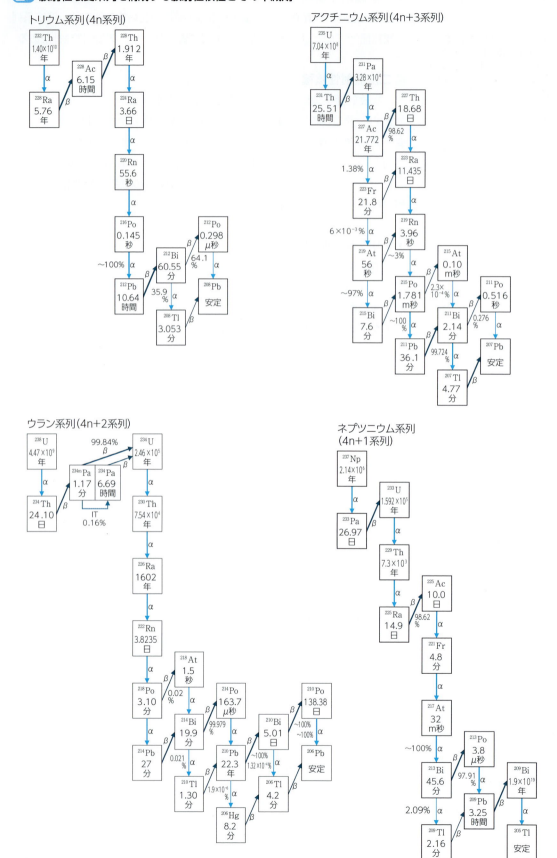

MEMO

▶ ^{40}Kは天然のカリウムに0.02％程度含まれ，全身に分布する。^{40}Kによる被ばくは年間0.2Sv程度と考えられている。

■ 放射性壊変系列に属さない天然の放射性核種

単独で存在する長半減期の放射性核種（例：^{40}K，^{87}Rb，^{113}Cdなど，**表2**）。

^{40}Kは，安定同位体である^{39}K，^{41}Kとともに岩石，水，人体などに広く分布する。人体に年間約0.17ミリシーベルトの被ばくを与える放射性核種であり，一方で，年代測定にも利用されている（K-Ar法）。

表2 放射性壊変系列をつくらない天然放射性核種の主な例

核種	壊変形式	半減期［年］	同位体存在比［％］
^{40}K	β^-，EC	1.251×10^9	0.0117
^{87}Rb	β^-	4.92×10^{10}	27.83
^{113}Cd	β^-	8.04×10^{15}	12.22
^{115}In	β^-	4.41×10^{14}	95.71
^{123}Te	EC	6.0×10^{14}	0.908
^{138}La	EC，β^-	1.02×10^{11}	0.090
^{144}Nd	α	2.29×10^{15}	23.8
^{147}Sm	α	1.06×10^{11}	14.99
^{148}Sm	α	7×10^{15}	11.24
^{152}Gd	α	1.08×10^{14}	0.20
^{176}Lu	β^-	3.78×10^{10}	2.59
^{174}Hf	α	2.0×10^{15}	0.16
^{187}Re	α，β^-	4.35×10^{10}	62.60
^{186}Os	α	2×10^{15}	1.59
^{190}Pt	α	6.5×10^{11}	0.01

MEMO

▶ **天然放射性核種**
半減期が$10^9 \sim 10^{15}$年と非常に長い。

■ 誘導放射性核種

宇宙線により生成された放射性核種。強い運動エネルギーをもつ陽子，α粒子などの一次宇宙線は，高層大気で窒素，酸素，アルゴンなどの原子核と衝突し，激しい核反応（**核粉砕反応**[*10]）を起こす。この結果，多数の核子や中間子が放出され，これらが大気中で反応することで二次的な放射性核種が生成される。

Term a la carte

*10 核粉砕反応
高エネルギー粒子による核反応の結果，標的核が多数の核分裂片に分裂すること。標的核の質量数に近い核種から軽い核種までさまざまな放射性核種が生成される。

表3 主な誘導天然放射性核種

核種[※]	半減期	自然界での原子核反応
^{3}H	12.32年	宇宙線による粉砕反応および^{14}N$(n, {}^3$H$)^{12}$C
^{7}Be	53.2日	宇宙線による粉砕反応および大気中のN, Oと宇宙線の反応
^{10}Be	1.51×10^6年	
^{14}C	5,700年	宇宙線による^{14}N$(n, p)^{14}$C
^{22}Na	2.602年	大気中のArと宇宙線の反応

※：他に^{32}P，^{33}P，^{35}S，^{36}Cl，自然核分裂生成核種など

MEMO

▶ **誘導天然放射性核種**
- 宇宙線による粉砕反応により生成される核種（^{3}H，^{7}Be，^{14}C，^{22}Naなど）
- 地殻に存在するBeやBにα線が当たり放出される中性子，もしくは自発核分裂による中性子による核反応によって生成される核種（^{3}H，^{14}C，^{36}Cl，^{237}Npなど）がある。

10 人工放射性核種

人工放射性核種には，核実験により環境中へ放出された放射性核種および原子力発電などの産業活動による放射性核種などがある。

核分裂により生成される放射性核種は数100種類に達するが，人間の被ばくに関与する主な核種としては，^{90}Sr，^{95}Zr，^{106}Ru，^{137}Cs，^{144}Ceなどがある。また，原子力発電に伴い原子炉内で生成される放射性核種として^{60}Co，^{14}C，^{3}Hなどがある。その他には，夜光時計や煙探知器など微量の放射性物質を含む装置が存在する。

■ 人間活動で生成する放射性核種

核実験により生成され環境中へ移行した放射性核種や原子力発電などの産業活動に起因する放射性核種など。天然放射性核種と比べると非常に少ないが，近年増加している。

核実験により生成：^{90}Sr，^{95}Zr，^{106}Ru，^{137}Cs，^{144}Ceなど。

原子炉内で生成：^{60}Co，^{14}C，^{3}Hなど。

11 年代測定

放射性壊変を利用して考古学試料や岩石などの年代測定が行われる。年代測定は，放射性核種が壊変する速度が一定であるという性質を，地球の岩石の時間を計る「時計」として利用している。

放射性壊変を利用した年代測定法は，壊変速度が放射性核種の置かれた環境によらず一定であることから，非常に精度が高い。また，種々の放射性核種を用いた方法が開発されており，求めたい年代に適した半減期をもつ放射性核種を選んで測定することが可能である。

試料に残る放射性核種の量，試料に残る親核種と生成された娘核種の量の比，周囲の放射線から試料が受けた損傷の量などから年代が推定されている。

^{14}C法は，遺跡とともに発掘される動植物の化石などの年代測定に使われる方法である。生物は新陳代謝により大気中の炭素を取り込み，生存中は^{14}Cと^{12}Cの比率は一定である。死後は取り込みが停止することから，^{14}C濃度は5,700年の半減期で減衰する。^{14}C濃度を測定することで生物の年代を推定できる。

K-Ar法は，^{40}Kが壊変して生成された^{40}Arを測定する。^{40}K（半減期約12.7億年）は分岐壊変し，10.8％がEC壊変により^{40}Arになる。火山の噴火によって形成された岩石が閉鎖系であれば，その中に含まれる^{40}Arは^{40}Kの壊変によって生じたものである。岩石中に含まれる^{40}Arを熱して取り出すことで，^{40}Arが0であった年代を推定できる。また，Ar-Ar法は，速中性子で^{39}Kから^{39}Arを生成させ，^{40}K由来の^{40}Arと^{39}K由来の^{39}Arの同位体比から年代を推定する方法である。角閃石，雲母，長石などを試料とする。

Rb-Sr法は，^{87}Rbが壊変してできる^{87}Srの生成量と岩石中に残存している^{87}Rbの量から年代を推定する。

U-Th-Pb法は，^{238}U，^{235}U，^{232}Thが壊変してできる^{206}Pb，^{207}Pb，^{208}Pbと^{204}Pbとの比を測定して岩石などの年代を求める方法である。

フィッショントラック法は，^{238}Uの自発核分裂によって生じた核分裂片が岩石中を通過するときの飛跡（フィッショントラック）数と岩石内部に残る^{238}Uの量から岩石の年代を推定する方法である。

その他，放射線エネルギーの吸収現象を利用する方法として，熱ルミネセンス法，電子スピン共鳴法などがある。

■ 天然の時計を使った年代測定

放射性壊変の速度は環境によらず一定であることから，長寿命の放射性核種を用いることにより，岩石，鉱物，考古学資料などの年代測定を行うことができる。

$$N_p = N_0 e^{-\lambda t}, \quad \text{ここで} N_p: \text{現在の原子数}, N_0: t\text{年前の原子数}$$
$$\text{経過年数}\ t = \frac{1}{\lambda} \ln \left(\frac{N_0}{N_p} \right)$$

①過去における原子数N_0と現在の原子数N_p，もしくは②現在までの壊変数$N_0 - N_p$と現在の原子数N_p，が得られれば，時間tが計算できる。

$\dfrac{N_0}{N_p}$を求めるためには，2通りの方法がある。

①^{14}C法（放射性炭素法）

宇宙線によって生成された^{14}C（半減期5,700年）は，大気中に均一に分布し，植物を経由して生体内に取り込まれる。生物の死とともに外界との出入りがなくなることから，^{14}Cは半減期にしたがい壊変する。このため，安定同位体である^{12}Cに対する同位体比は減少する。^{14}Cの濃度を測定することで生物の死後の年代を知ることができる。

ただし，^{14}Cの生成率は変化し，大気の二酸化炭素濃度も変動するため，^{14}Cが放出するβ線の比放射能を測定する方法を用いる場合，放射性炭素年代の年代校正を行ったうえで，N_0およびN_0/N_pを求める。数万年前からの測定が可能（考古学資料）。

最近では，加速器を用いて壊変する前の^{14}Cの質量を直接測定する方法[11]も使われている。

MEMO

宇宙線によって生成された^{14}C

^{14}N$(n, p)^{14}$C

誘導天然放射性核種のページを参照。

Term a la carte

*11　加速器質量分析法（AMS法）

1970年代末に開発された。加速器質量分析器を用いて炭素原子を直接数えることで同位体比（^{14}C/^{12}C，^{14}C/^{13}C）を求め，年代を推定する方法。必要な試料量（1mg程度），測定時間ともに大幅に改善された。

MEMO

アセチレンなどの気体にして比例計数管で測定するか，ベンゼンなどの有機液体にして液体シンチレーションカウンタで測定されていた。試料が1g以上必要なため，測定が困難な場合が多くあった。

②K-Ar法（カリウム-アルゴン法）

試料中の親核種（^{40}K）の量と娘核種（^{40}Ar）の量の比を求める。^{40}Arが系内に蓄積されている場合，その量の測定から$N_0 - N_p$がわかる。また，N_pを測定すれば，N_0がわかり，したがってN_0/N_p比が求められる。^{40}Kは系列をつくらない天然の放射性核種。

約100万年前からの測定が可能（岩石など）。

MEMO

放射線測定による主な年代測定法

試料に残存する放射性核種の量，親核種と娘核種の量の比，放射線から受けた損傷量などから年代が推定される。Rb-Sr法，K-Ar法，Ar-Ar法，U-Th-Pb法，フィッショントラック法などは天文・地球化学分野で利用され，^{14}C法，フィッショントラック法，熱ルミネセンス法，電子スピン共鳴法などは考古学分野でよく使われている。

表4 主な年代測定法

方法	測定する核種 半減期 適用可能な年代	測定資料，用途など	備考
Rb-Sr（ルビジウム-ストロンチウム）法	^{87}Rb-^{87}Sr 4.923×10^{10}年 $10^{12} \sim 10^8$年	火成岩，変成岩，隕石，月の岩石など	
K-Ar（カリウム-アルゴン）法	^{40}K-^{40}Ar 1.251×10^9年 $10^9 \sim 10^5$年	火山岩，黒曜石，テクタイト，隕石など	
Ar-Ar（アルゴン-アルゴン）法	^{40}Ar-^{40}Ar		K-Ar法の補完的役割。試料に中性子放射して生成する^{39}Arを^{40}Kの代わりに測定
U-Th-Pb（ウラン-トリウム-鉛）法	^{238}U-^{206}Pb 4.47×10^9年 $10^{11} \sim 10^7$年	火成岩，石灰岩などの堆積岩，方鉛鉱，瀝青ウラン鉱，隕石，月の岩石など	
	^{235}U-^{207}Pb 7.04×10^8年 $10^{11} \sim 10^7$年		
	^{232}Th-^{208}Pb 1.40×10^{10}年 $10^{11} \sim 10^7$年		
フィッショントラック法	^{238}U 4.47×10^9年 $10^8 \sim 10^4$年	火山ガラス，黒曜石などのガラス質物質，ジルコン，雲母，燐灰石，スフェーンなどの鉱物	^{238}Uの自発破砕反応の際に生じる飛跡を利用
^{14}C（放射性炭素）法	^{14}C 5.70×10^3年 数万年以下	生物の遺骸，文化財，地下水・海水などに溶存する有機物など	
熱ルミネセンス（TL）	− − 数十万年以下	土器，焼石などの考古学資料，火山灰などの火山噴出物，深海性堆積物など	格子欠陥をもつ結晶の加熱発行を利用する年代測定法
電子スピン共鳴吸収（ESR）法	− − $10^7 \sim 10^6$年	骨などのリン酸塩試料，鍾乳石，貝殻などの炭酸塩試料，火山岩，火山灰などの火山噴出物，断層の粘土鉱物など	格子欠陥をもつ結晶のESR（電子スピン共鳴）信号を用いる年代測定法

おさらい

1 元素の性質

原子番号	⇒	原子核中の陽子数を表し，元素の基本的な性質を示す数値。電気的に中性の原子では，軌道電子数と等しい
元素	⇒	同一の原子番号をもつ原子の種類の集合的な名称。周期表で同枠に位置し，他の元素とは化学的特性が異なる
核種	⇒	陽子数，中性子数，エネルギー状態によって分類される原子または原子核の種類。特定の原子番号，質量数で，安定あるいは準安定なエネルギー状態をもつものを一つの核種とする
放射性壊変 (崩壊)	⇒	不安定な原子核が，放射線の放出や自発核分裂により，別の原子核に変化する現象。単に壊変あるいは崩壊ともいう。壊変は元素の転換を意味する
放射性核種	⇒	放射線を放出する核種のこと。放射線を出さない核種を安定核種という
放射線	⇒	X線，γ(ガンマ)線などの電磁波(光子)およびα(アルファ)線，β(ベータ)線，中性子線などの粒子線の総称
放射能	⇒	放射性核種が，放射性壊変をして放射線を放出する能力(性質)あるいはその強さ。放射能の強さの単位はBq(ベクレル，1秒間の壊変数)
比放射能	⇒	単位質量当たりの放射能の強さ。単位 Bq/g
無担体	⇒	放射性核種が安定同位体を含まない状態を無担体といい比放射能は最大となる
核子	⇒	原子核を構成する陽子と中性子を合わせた名称
周期表 (周期律表)	⇒	元素を周期律にしたがって配列した表。周期表では，元素は原子の電子配置にしたがって配列されることから，類似した性質の元素が規則的に出現する
同位体	⇒	陽子数が同じで，中性子数が異なる核種あるいはその相互関係
同重体	⇒	陽子数および中性子数が異なり，質量数が同じ核種あるいはその相互関係
同中性子体	⇒	陽子数および質量数が異なり，中性子数が同じ核種あるいはその相互関係
核異性体	⇒	陽子数と中性子数は等しいが，原子核のエネルギー状態だけが異なる核種を核異性体という。準安定状態にある核種が，γ線を放出して安定状態になることを核異性体転移といい，このとき，γ線は線スペクトルを示す
核図表	⇒	横軸に中性子数，縦軸に陽子数を置き核種をマス目状に配列した図表
同位体存在比	⇒	同位体存在比＝(特定の同位体の原子数)/(同一元素の全原子数)×100 [%]
α壊変	⇒	原子核からα粒子(Heの原子核)が放出される現象
β壊変	⇒	原子核内の陽子と中性子が電子を媒介にして相互変換する現象。β^-壊変とβ^+壊変，軌道電子捕獲に分けられる
γ壊変	⇒	α壊変やβ壊変の結果，生成された核種がいまだ高いエネルギー状態をもつ場合に，余分なエネルギーをγ線として放出する現象。核異性体転移や内部転換もγ壊変に属する
内部転換	⇒	励起状態にある原子核がγ線を放出する代わりに，そのエネルギーを軌道電子に与え，原子外に放出する現象。放出された電子を内部転換電子と呼ぶ
壊変図	⇒	放射性壊変の様子を図で表したもの。RIの壊変様式，半減期，放射線のエネルギー，エネルギー準位，スピン，パリティなどを示している
ベクレル	⇒	1秒間に放射性壊変をする原子核の数(壊変率)
吸収線量	⇒	単位グレイ[Gy]。単位質量[kg]の物質に吸収された放射線のエネルギー[J]を表す量
等価線量	⇒	単位シーベルト[Sv]。組織や臓器が受ける吸収線量に放射線加重係数を乗じた線量。放射線の組織・臓器への生物学的影響を表す

実効線量	⇒	単位シーベルト［Sv］。人体への被ばくのリスクを総合的に評価する目的で，等価線量に対し被ばくした臓器・組織の感受性および重要度を考慮した相対値（組織加重係数）を乗じ，全身について合計した線量
γ線とX線の違い	⇒	γ線が原子核内で発生し，X線が軌道電子の関与により原子核外で発生するという発生過程の違い
統一原子質量単位	⇒	^{12}C原子1個の質量の12分の1を基準とした単位。記号uで表す

2 放射性核種

半減期	⇒	放射能の強度（原子核数）が元の半分になる時間
壊変定数	⇒	単位時間あたり壊変する確率のこと。核種に固有の定数となる
生物学的半減期	⇒	代謝，排泄により放射性核種が体内から半減するまでの時間
物理学的半減期	⇒	通常の半減期。生物学的半減期との対比として物理学的という
有効半減期	⇒	生物学的半減期および物理学的半減期の両方の作用により，体内に取り込まれた放射性核種の原子数が最初の半分になるまでに要する時間
放射平衡	⇒	親核種の半減期が娘核種の半減期より十分に長い場合，一定時間経過後，娘核種は生成量と壊変量がつり合った定常状態に達し，親核種と一定の割合で共存する。この状態を放射平衡と呼ぶ
過渡平衡	⇒	親核種の半減期が比較的長く，かつ娘核種の半減期が親核種よりも短い場合に成立する平衡状態。過渡平衡において親核種と娘核種の放射能比は一定となり，娘核種の放射能は親核種を上回る。また，娘核種の原子数は親核種の半減期にしたがって減少する
永続平衡	⇒	親核種の半減期が非常に長い場合に成立する平衡状態。両者の放射能は等しくなり，娘核種の原子数は親核種の半減期にしたがって減少する
ミルキング	⇒	過渡平衡状態を利用して娘核種を親核種から繰り返し分離・抽出する操作。適当な時間を置くことで娘核種の溶出を繰り返し行うことができる。ミルキングを行う装置をジェネレータあるいはカウという

2章
放射性核種の製造

1 放射性核種の製造

核反応

　核反応（原子核反応：nuclear reaction）は，原子核相互または原子核と中性子や陽子などの素粒子との衝突によって生ずる現象をいう。入射粒子には，中性子，陽子，重陽子，α粒子などがある。核反応は，散乱と吸収に分けられる。

　散乱とは，入射粒子が標的核に衝突した後，核のクーロン反発力によって入射方向とは異なる方向にはじかれる現象である。散乱には**弾性散乱**と**非弾性散乱**がある。**吸収**とは，入射粒子が標的核にそのまま取り込まれる現象をいう。吸収後の反応によって**捕獲**，粒子放出，**核分裂**などに分けられる。

1 核反応

　原子核を構成する核子は，核力により強く結合していることから，通常の化学反応で核反応が起きることはない。粒子線や高エネルギーγ線を標的核に照射（衝撃）することで核反応が発生し，放射性核種が生成される。

　入射粒子として，中性子および荷電粒子が多く用いられている。中性子は電気的に中性であることから**クーロン障壁**[*1]に影響されず，標的核内に容易に入り込む。一方，荷電粒子では，核反応を起こすためにはクーロン障壁を乗り越える必要がある。このため加速器を用いて荷電粒子を加速し，クーロン障壁を上回る運動エネルギーを与え，標的核に衝突させる。

　中性子の発生には，原子炉が用いられる。荷電粒子の加速には，サイクロトロン，シンクロトロン，ベータトロンなどの加速器が用いられる。

　標的核Aに**入射粒子**（衝撃粒子）aが衝突して，励起された不安定な**複合核**を生成する。これが**放出粒子**bを出し，**生成核**（**残留核**）Bが生ずる反応の場合，核反応式では，

$$A + a \rightarrow B + b, \quad \text{あるいは } A\,(a, b)\,B$$

と表す。これを**(a, b) 反応**という。

　例えば，^{18}Oの原子核に陽子を照射することで^{18}Fが生成され，中性子が放出される核反応は，$^{18}\text{O}(p, n)^{18}\text{F}$と表される。

　核反応式では，反応の前後で陽子数，質量数，電荷の和は等しくなる。

Term a la carte

＊1　クーロン障壁
同符号の電荷をもつ素粒子の間のクーロン斥力（反発力）に起因するポテンシャル障壁（エネルギーの壁）のこと。核半径より内側では強い引力が，外側では斥力が働く。

MEMO

放出粒子
軽い原子核には，中性子を吸収すると荷電粒子を放出するものがある。特に，中性子の入射エネルギーが高くなると多くの原子核が，陽子やα粒子を放出するようになる。

1 核反応

■ 核反応（図1）

原子核相互または原子核と粒子線（中性子，陽子，重陽子，α粒子など）との衝突によって生ずる反応。中性子は電荷をもたないため，大きな運動エネルギーは必要ない。陽子，重陽子，α粒子などは正電荷をもつため，クーロン障壁を超えて核力の到達距離内に近づけるためには，加速器を用いて大きな運動エネルギーを与える必要がある。

入射粒子が標的核に当たった後，

> ①跳ね返されることを散乱といい，弾性散乱と非弾性散乱に分けられる。
> ②標的核に取り込まれることを吸収といい，捕獲，粒子放出，核分裂に分けられる。

図1 核反応の模型図

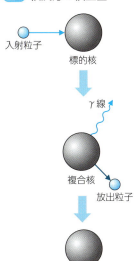

■ 散乱

①弾性散乱（図2）

粒子同士の機械的な衝突。運動エネルギーは保存され，標的核の内部状態は変化しない（励起されない）。

図2 弾性散乱

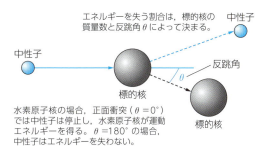

水素原子核の場合，正面衝突（$\theta=0°$）では中性子は停止し，水素原子核が運動エネルギーを得る。$\theta=180°$ の場合，中性子はエネルギーを失わない。

MEMO
弾性散乱では，入射粒子（中性子など）と標的核の質量が等しいときに標的核に与えるエネルギーが最大になる。このため中性子の減速材として水素を含むパラフィン，ポリエチレン，コンクリートなどが使われる。

②非弾性散乱（図3）

入射粒子のエネルギーの一部が標的核に与えられ，内部状態が変化（励起）し，エネルギーをγ線として放出する。

図3 非弾性散乱

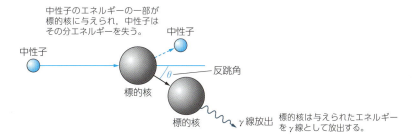

標的核は与えられたエネルギーをγ線として放出する。

MEMO
非弾性散乱反応の結果，入射粒子の運動エネルギーは標的核に与えられた励起準位分だけ減少する。励起された標的核は励起準位に応じたγ線を放出して基底状態に遷移する。非弾性散乱の例として，鉄などを用いた高速中性子の遮蔽がある。

> **MEMO**
>
> 吸収は，複合核が形成される過程までを含む核反応の総称で，その後放出される放射線（粒子）の違いからいくつかの反応に分けられる。核融合を含める場合もある。

Term a la carte

*2 捕獲γ線
中性子を捕獲して励起状態になった原子核（複合核）が，10^{-14}程度の短時間に発生するγ線。即発γ線分析（PGA）に利用される。なお，生成核は中性子過剰で不安定なことが多く，β^-壊変をしてβ^-線とγ線を放出する。後者を遅発γ線（壊変γ線）と呼び，中性子放射化分析に利用される。
例：^{59}Coが中性子を吸収すると^{60}Coができ，^{60}Coは瞬間的にγ線（捕獲γ線）を放出する。^{60}Coは約5.3年の半減期でβ^-壊変し，このとき1.33MeVと1.17MeVのγ線を放出する。

*3 核分裂収率
特定の質量数の核分裂生成物（核種）を生ずる核分裂数の全核分裂数に対する比（質量分布）をいう。極大は，質量数95，135付近となり，極小は118付近となる。百分率で表示し，1原子が2原子に分裂するため，その合計は200％になる。例えば，熱中性子と^{235}Uによる^{131}Iの収率は約2.89％，^{137}Csは6.19％である。

■ 吸収

①捕獲反応

標的核に衝突した入射粒子（中性子）が標的核に取り込まれ，複合核から**捕獲γ線**[*2]を放出する反応。原子番号は変わらず，原子核の質量数が大きくなる。

> **MEMO**
>
> **捕獲**
> 入射中性子の吸収の結果，粒子を放出せずγ線のみを放出する反応。放射捕獲，中性子捕獲，(n, γ)反応ともいう。
> 捕獲によって標的核を放射化できることから，放射性核種の製造や放射化分析に利用されている。
> 捕獲反応の例：
> ^{59}Co (n, γ) ^{60}Co, ^{1}H (n, γ) ^{2}H, ^{113}Cd (n, γ) ^{114}Cd

②粒子放出反応

標的核に衝突した入射粒子が標的核に取り込まれ，複合核から荷電粒子などを放出する反応。軽い標的核で多く起こる。

> **MEMO**
>
> **粒子放出反応**
> 複合核が反応前とは異なる核種の組み合わせに分裂する反応。陽子やα粒子等が出てきても，入射粒子が出てこないため吸収反応に分類される。(n, p),(n, α),(n, n)などと表式される。入射粒子の速度が遅い（例：熱中性子）場合，放出される荷電粒子がクーロン障壁（この場合引力）を越えるには，標的核が軽い必要がある。
> 粒子放出反応の例：
> ^{10}B (n, α) ^{7}Li, ^{31}P (n, p) ^{31}Si, ^{9}Be $(n, 2n)$ ^{8}Be

③核分裂

原子核が熱中性子（0.025 eV程度）を吸収することで2つに分裂し，**核分裂生成物**（Fission Product：FP）ができる反応。その際に2～3個の中性子とエネルギーを放出する。^{235}Uの場合，^{235}U (n, f)と表式する。それぞれの核分裂生成物が生じる確率を**核分裂収率**[*3]と呼ぶ（**図4**）。

> **MEMO**
>
> **核分裂**
> ^{235}U，^{239}Pu，^{233}Uなどで起こる。原子核は熱中性子を吸収すると2つの核に分裂する（核分裂片）。核の割れ方は一定ではない（複数の組み合わせがある）ため，結果として^{72}Znから^{151}Tbまで種々の元素（核分裂生成物：静止した状態の核分裂片）が生成される。ただし，2：3程度の質量に分裂することが多く，2つのピークをもつ非対称分布となる。なお，入射中性子のエネルギーが増加するにつれ対称性が増す。

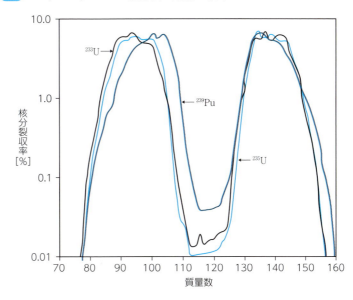

図4 ^{233}U，^{235}U，^{239}Puの核分裂生成物の収率

2 核反応とエネルギー

　核反応に関係するエネルギーとして，①Q値，②しきいエネルギー，③入射粒子が荷電粒子の場合，クーロン障壁を乗り越える運動エネルギー，の3種類がある。

　ここで**Q値**とは，核反応前後のエネルギー収支をいい，核反応式の左辺（標的核＋入射粒子）と右辺（生成核＋放出粒子）との**質量差**に相当する。Q値が正の場合は**発熱反応**，負の場合は**吸熱反応**となる。

　Q値が負の場合は，それを上回るエネルギーを入射粒子が持ち込む必要がある。実際に反応を起こすために必要な入射粒子の運動エネルギーを**しきい値**（しきいエネルギー）と呼ぶ。

　Q値が正の場合は，外からエネルギーを与えなくても核反応は進行する。このためしきい値はない。このとき，Q値に相当するエネルギーは生成核と放出粒子の運動エネルギーに使われる。

　入射粒子が荷電粒子の場合，核反応を起こすためにはクーロン障壁を考慮する必要がある。

> **MEMO**
> **核反応とクーロン障壁**
> 　実際には，トンネル効果（ある確率でポテンシャル障壁を突き抜けること）によりクーロン障壁以下でも核反応が起こる場合がある。

■ ラザフォードの実験

1919年に，ラザフォードは「空気中の窒素に α 線が衝突し陽子を放出する」という核反応を実験的に確認した。

$$^{14}N + {}^4He\,(\alpha\text{粒子}) \rightarrow {}^{17}O + {}^1H$$

反応系(左辺)		生成系(右辺)	
(標的核)	$^{14}N = 14.003074\,[u]$	(生成核)	$^{17}O = 16.999133\,[u]$
(入射粒子)	$^4He = 4.002603\,[u]$	(放出粒子)	$^1H = 1.007825\,[u]$

（左辺）－（右辺）＝ $-0.00128\,[u]$ の差となる。

MEMO

🖊 1 [u] のエネルギーは931.5 [MeV] に相当する（「第1章7　統一原子質量単位と結合エネルギー」参照）。

---

① Q値：核反応エネルギーの差

核反応式にQ値を加え， $A + a \rightarrow B + b + Q$ と表記する場合がある。

$$-0.00128\,[u] \times 931.5\,[MeV] = -1.19\,[MeV]$$

この場合，Q＜0なので吸熱反応となる。

② しきい値

核反応を実際に起こすのに必要な最小エネルギー。入射粒子がもち込む運動エネルギーにより与えられる。Q値が負の場合に存在し，Q値の絶対値より大きくなる。入射粒子が荷電粒子の場合，上述のようにさらにクーロン障壁も考慮する必要がある。

MEMO

🖊 $Q = (M_A + M_a)c^2 - (M_B + M_b)c^2$

M_A, M_a, M_B, M_b, c^2 はそれぞれ標的核 A，入射粒子 a，生成核 B，放出粒子 b の質量，c は光の速度である。このとき，しきい値は $-Q\dfrac{M_A + M_a}{M_A}$ となる。
しきい値が $|Q|$ に等しくならない理由は，エネルギーの一部が（A＋a）系の重心運動に使われるためである。

---

3 核分裂

核分裂（nuclear fission）とは，ウランやプルトニウムなどの重い原子核が，より軽い2個の原子核（**核分裂片**）に分裂する核反応をいう。ただし，割れ方は一定ではなく非対称的な分布をもつ。多数の核分裂細片に分裂する場合は，**核粉砕反応**と呼ばれる。

核分裂は，自然に発生する**自発核分裂**と，中性子，陽子，γ 線，β 線などが吸収されることで発生する**誘導核分裂**とに分けられる（**図5**）。

図5 誘導核分裂反応の模型図

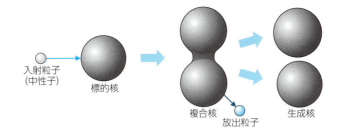

> **MEMO**
> **複合核**
> 入射粒子と標的核の2つの原子核が融合して形成された1つの大きな原子核。励起状態にあり、中性子等を放出して生成核となる。複合核が重い場合は核分裂する確率が高くなる（図1および図5参照）。核反応を説明するモデルの一つであり、他に直接過程モデルなどがある。

核分裂現象を説明するモデルとして、**液滴モデル**が知られる。

ボーアらの液滴モデルでは、外部からの衝撃が加わると、液滴（標的核）は伸張する（**複合核**）。しかし、エネルギーが小さい場合は元に戻る。表面張力よりも大きなエネルギーが加わった場合、液滴は亜鈴状に引き延ばされ、2つの液滴（核分裂片）に分裂する。

中程度の質量数の原子核では、陽子どうしの電気的反発力を核力が上回るため、原子核はバラバラにはならない。一方で、質量の大きい原子核は核子当たりの核力が小さく、わずかな刺激で分裂する。

中性子の吸収による核分裂では、1核分裂当たりおよそ200 MeV程度のエネルギーと2〜3個の中性子を放出する。中性子には、核分裂とほぼ同時に放出される**即発中性子**（全放出中性子の99％以上）と一部の核分裂片がβ^-壊変することで、わずかに遅れて放出される**遅発中性子**がある。即発中性子が軽水、重水、グラファイトなどの減速剤により減速されて**熱中性子**となり、これが他の原子核を分裂させる状態を**連鎖反応**という（図6）。

ホウ素、カドミウム、ハフニウムなどの**制御棒**を用いて、連鎖反応の進行を制御し、熱エネルギーとして持続的に取り出す装置が**原子炉**である。

> **MEMO**
> **遅発中性子**
> 核分裂片は高い電荷と運動エネルギーをもち、静止後も核の安定性が低いことが多く、β^-壊変をして遅発中性子を放出する核種に変わるものがある。遅発中性子は、原子炉の制御にとって重要な役割をもつ。遅発中性子は核分裂で即発中性子より0.4秒から数10秒遅れて放出される。この時間を利用して、制御棒の操作を行い、中性子吸収量を加減することで核分裂を制御している。

図6 ウラン核分裂の連鎖反応

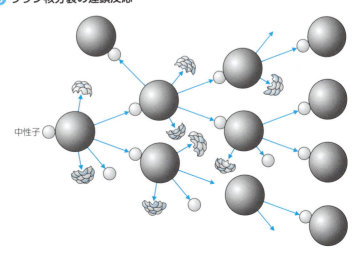

> **MEMO**
> **液滴モデルと殻モデル**
> 原子核のもつ性質を理解するためのモデルとして，液滴モデルと殻モデルが有名である。液滴モデルにより，結合エネルギーや核反応の仕組みを説明できる。また，殻モデルにより，原子核の殻構造，スピン・パリティ，魔法数の説明ができる。両者の特徴を取り入れた集団モデル（統一モデル）も提唱されている。

① **自発核分裂**：核分裂反応が"自発的に"起こる現象（Z＞90）。確率は質量数，原子番号に比例して大きくなる。
② **誘導核分裂**：入射粒子によって誘起される核分裂。

■ 液滴モデル（図7）

　誘導・自発核分裂とも液滴モデル（liquid drop model）で説明できる。核子の分布は液滴中の分子同様，核内で乱雑とみなされ，陽子同士の反発と表面張力で核内のバランスが保たれている。入射粒子によるエネルギーを受けて，標的核は2つの核分裂生成物と2〜3個の中性子に分裂する。片方は**魔法数**，他方は残りの質量になることが多い。

図7 液滴モデルによる分裂の説明

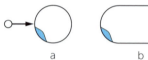 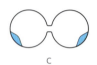 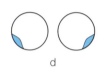

a　　　b　　　c　　　d

（河村正一ほか：放射化学と放射線化学（三訂版），81，通商産業研究社，2007．より引用）

> **MEMO**
> **魔法数（マジックナンバー）**
> 「第1章3　同位体と放射性同位体（24ページ）」，「5　放射性壊変の種類（34ページ）」，「第2章1　核反応（68ページ）」参照。

■ エネルギーの放出

　反応前後の原子核の結合エネルギーの差が核分裂エネルギーとして放出される。核分裂物質の量が一定量以上ある場合，中性子の吸収数と放出数がつり合い，連鎖反応が長時間持続する。この状態を**臨界**という。
　連鎖反応を制御し，長時間にわたって熱エネルギーを取り出す装置が原子炉，制御せずに瞬時にエネルギーを放出させる装置が**原子爆弾**である。

■ 核分裂の制御（図8）

① **減速材**：軽水，重水，グラファイトなど（散乱体）
② **制御棒**：ほう素，カドミウム，ハフニウムなど（吸収体）

図8 核分裂と制御のしくみ

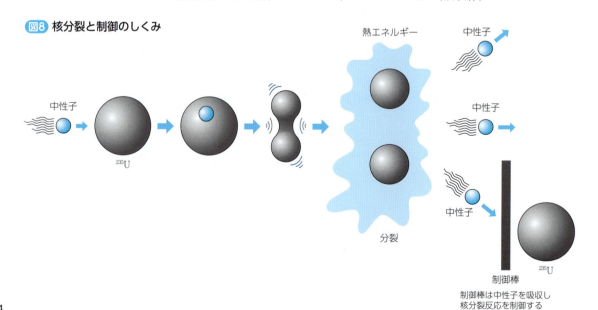

制御棒は中性子を吸収し核分裂反応を制御する

2 放射性核種の製造

放射性核種を人工的に製造する方法として，
①原子炉を用いる方法，
②粒子加速器を用いる方法，
③ジェネレータを用いる方法，
の3種類がある。①と②は，核反応を引き起こす運動エネルギーをもった入射粒子を用いて放射性核種を製造する方法であり，③は，放射平衡状態を利用して放射性核種を得る方法である。

1 放射性核種の製造

原子炉による放射性核種の製造方法には，^{235}Uなどの核分裂生成物から取り出す方法と，核分裂の際に発生する中性子を標的核に照射し核反応により製造する方法がある。核分裂を利用する方法は，収率曲線の極大に近い^{99}Moや^{131}Iの製造に適しているが，多種類の放射性核種が同時に生成されるため，分離精製を行う必要がある。**核反応**による方法としては，(n, γ)反応が代表的で，処理の簡便さ，収率の高さなどの利点があるが，**比放射能**[*1]が低くなる欠点がある。

サイクロトロンは，1929年，アメリカの物理学者ローレンスとリヴィングストンにより開発された円形加速器の一種。粒子の軌道を定める固定磁界と，その中に設けた電極（D電極）間の高周波電界により，うず巻型の軌道で加速する装置である。

放射性医薬品として使用される核種の多くは，サイクロトロンにおいて荷電粒子を用いて産生されている。主なサイクロトロン製剤として，^{67}Ga，^{201}Tl，^{111}In，^{123}I，^{11}C，^{13}N，^{15}O，^{18}Fなどがある（**表1・2**）。

ジェネレータは，放射平衡にある半減期の長い親核種から生成した短半減期の娘核種を溶出する装置である。^{99}Mo-^{99m}Tcおよび^{81}Rb-^{81m}Krジェネレータなどは核医学検査に利用されている。

---

①原子炉にて製造されるもの
中性子を標的核（ターゲット）に照射する。もしくは核分裂生成物から分離。

②サイクロトロンにより製造されるもの
荷電粒子を標的核（ターゲット）に照射する。

③ジェネレータにより供給されるもの

Term a la carte

＊1　比放射能
放射性核種を含む物質における単位質量当たりの放射能の強さ。SI単位[Bq/g]

MEMO

放射性医薬品

放射性医薬品は，病気の診断に用いるものと，治療に用いるものがある。また，診断を目的とするものには，体内に投与される*in vivo*用と試験管内に加えられる*in vitro*用がある。治療を目的とする放射性医薬品は体内に投与される非密封のものをいい，ラジウム針など放射線治療用の照射器具は含まれない。

表1 *in vivo*診断用シングルフォトン放出核種の主な製造方法

核種	半減期	壊変形式	主なγ線エネルギー [keV]	主な製造装置	主な製造方法	主な用途など
^{67}Ga	3.26 [d]	EC	93, 185, 300	サイクロトロン	^{68}Zn$(p, 2n)^{67}$Ga	悪性腫瘍・炎症
^{81m}Kr	13.10 [s]	IT	190	ジェネレータ	^{81}Rb $\rightarrow$ ^{81m}Kr	肺・脳血流
^{99m}Tc^{*2}	6.02 [h]	IT	141	ジェネレータ	^{99}Mo $\rightarrow$ ^{99m}Tc	標識用など多用途
^{111}In	2.80 [d]	EC	171, 245	サイクロトロン	^{112}Cd$(p, 2n)^{111}$In	脳槽・骨髄・治療目的のイメージングなど
^{123}I	13.22 [h]	EC	159	サイクロトロン	^{124}Xe$(p, 2n)^{123}$Cs $\rightarrow$ ^{123}Xe $\rightarrow$ ^{123}I ^{124}Te $(p, 2n)^{123}$I ^{127}I$(p, 5n)^{123}$Xe $\rightarrow$ ^{123}I	甲状腺・脳・心臓・副腎・腫瘍など
^{131}I	8.02 [d]	β^-	365	原子炉	^{235}U$(n, f)^{131}$I ^{130}Te$(n, \gamma)^{131}$Te $\rightarrow$ ^{131}I	甲状腺・副腎・腎など
^{133}Xe	5.25 [d]	β^-	81	原子炉	^{235}U$(n, f)^{133}$Xe ^{132}Xe$(n, \gamma)^{133}$Xe	肺・脳血流
^{201}Tl	72.91 [h]	EC	135, 167^{*1}	サイクロトロン	^{203}Tl$(p, 3n)^{201}$Pb $\rightarrow$ ^{201}Tl	心筋血流・腫瘍・副甲状腺

※1　核医学検査で測定の対象となる放射線はHg-X線（70, 81 [keV]）である。

Term a la carte

*2　^{99m}Tc

^{99m}Tcは，γ線のエネルギー（141keV），半減期（約6時間），ジェネレータで供給される，などの特徴から臨床診断に最も適した核種である。ジェネレータから得られる^{99m}TcO$_4^-$（過テクネチウム酸イオン）の酸化数は7価で安定である。標識するためには反応性を上げる必要があり，SnCl$_2$（塩化第一スズ）を用いてより低い酸化数に還元する。

*3　^{68}Ga

近年，シンチグラフィに用いられている^{67}Gaと比べ^{68}Gaの使用増加が著しい。それ単体（^{68}Ga^{3+}）の利用よりも，ペプチド・抗体などを標識する報告が多い。ジェネレータが市販されたことがトレーサ実験・研究用途での普及に繋がった。

*4　^{82}Rb

半減期が短く，心筋血流検査で安静・負荷の連続検査が可能。ジェネレータが高額かつ現在国内未承認。

MEMO

🔖 **シングルフォトン放出核種の製造方法**

表1は核医学診断用に使われている主なシングルフォトン（単光子）放出核種の製造方法を示す。放射性医薬品の分類としては^{123}I，^{131}I，^{81m}Kr，^{133}Xe，^{201}Tlなどを用いた無機放射性医薬品と^{99m}Tc，^{67}Ga，^{111}Inなどを用いた金属放射性医薬品がある。中でも^{99m}Tcの標識化合物は非常に多く使われている。

なお，*in vivo*診断用放射線医薬品には，軌道電子捕獲や核異性体転移などにより単一のγ（X）線を放出するシングルフォトン放出核種（シンチグラフィおよびSPECT用）と，陽電子から発生する2本の消滅放射線を用いるポジトロン（陽電子）放出核種（PET用）がある。

表2 ポジトロン放出核種の主な製造方法

核種	半減期	壊変形式	主なγ線エネルギー [keV]	主な製造装置	主な製造方法	主な用途など
^{11}C	20.39 [m]	β^+, EC	511	サイクロトロン	^{14}N$(p, \alpha)^{11}$C	血液量（^{11}CO）など
^{13}N	9.97 [m]	β^+, EC	511	サイクロトロン	^{16}O$(p, \alpha)^{13}$N	心筋血流（^{13}NH$_3$）など
^{15}O	122.24 [s]	β^+, EC	511	サイクロトロン	^{14}N$(d, n)^{15}$O ^{15}N$(p, n)^{15}$O	血流量（C^{15}O$_2$），酸素代謝（^{15}O$_2$），血液量（C^{15}O）
^{18}F	109.77 [m]	β^+, EC	511	サイクロトロン	^{18}O$(p, n)^{18}$F ^{20}Ne$(d, \alpha)^{18}$F	糖代謝（^{18}F-FDG）など
^{62}Cu	9.67 [m]	β^+, EC	511	ジェネレータ	^{62}Zn $\rightarrow$ ^{62}Cu	腫瘍，低酸素
^{68}Ga^{*3}	67.71 [m]	β^+, EC	511	ジェネレータ	^{68}Ge $\rightarrow$ ^{68}Ga	腫瘍
^{82}Rb^{*4}	1.27 [m]	β^+, EC	511	ジェネレータ	^{82}Sr $\rightarrow$ ^{82}Rb	心筋血流

> ## MEMO
> **▍ポジトロン放出核種の製造方法**
> ポジトロン（陽電子）放出核種は，サイクロトロンおよびジェネレータにより製造される。検査には陽電子の消滅放射線である511keVの光子を使用する。PET装置では対向方向に放出される2本の消滅放射線を同時計数法で計測することで，空間分解能や定量性に優れた画像が得られる。超短半減期の^{11}C，^{13}N，^{15}Oなどは院内サイクロトロンのみで製造される。^{18}F-FDGのメーカーによる供給が契機となったPET装置の普及を受けて，取扱いが簡便なジェネレータの開発が期待されている。

2 原子炉による製造

■ 核反応の利用

多くの放射性核種が，この方法により製造されている。核分裂が起こる際，多数の高速中性子が連続的に放出される。これらは軽水，重水，黒鉛などの**減速材**を通過する間に，散乱を受け**熱中性子**まで減速される。熱中性子が標的核に当たることで核反応が起きる。生成核は標的核に比べて中性子過剰となることから，β^-放出核種となる場合が多い。

放射性核種の製造に用いられる核反応としては，**(n, γ)，(n, p)，(n, α)反応**などがある。(n, γ)反応による放射性核種の製造は比較的容易であるが，標的核と生成核の原子番号が変わらないため，**無担体分離**[*5]が難しくなる。ただし，複雑な化学操作が不要なことから広く利用されている。

(n, γ)反応後に得られた核種が，さらにβ^-壊変あるいはEC壊変をして，放射性核種に変わる場合は，異なる元素に変換されることから無担体分離が可能になる。

$$^{130}\mathrm{Te}\,(n, \gamma)^{131}\mathrm{Te} \xrightarrow{\beta^-} {}^{131}\mathrm{I}$$

原子炉で発生した高速中性子（1MeV程度）は，通常熱中性子（0.025eV程度）まで減速された後に試料に照射される。

■ 核分裂の利用

例えば，^{235}Uに熱中性子が入射したとき，核分裂によって2つの**核分裂生成物**が生成される。熱中性子による分裂は非対称的で，核分裂生成物の質量数が90〜100と130〜140付近に生成割合の極大がみられる（**核分裂収率**）。

核分裂生成物は多くが中性子過剰で，β^-壊変を繰り返し安定核種に変わっていく。最終的に200種以上の**核種**が得られる。

^{99}Mo→^{99m}Tcジェネレータに使われる^{99}Moの製造方法として，^{98}Mo$(n, \gamma)^{99}$Moと^{235}U(n, f)がある。前者は製造および処理は容易であるが，比放射能が低い欠点がある。後者は処理が複雑になるが，高比放射能での製造が可能なことから，現在主流である。

> ## MEMO
> **▍減速材**
> 減速材としては，中性子の減速までの時間が短く，吸収が少ないことが材質選択の条件となる。吸収に関しては，原子番号が小さい元素が優れる。原子炉は，減速材の種類により軽水炉，重水炉，黒鉛炉に分類できる。

> ## Term a la carte
> **＊5　無担体分離**
> 目的の放射性核種を安定同位体を含まない状態で分離すること。

> ## MEMO
> **▍(n, p)，(n, α)反応**
> 荷電粒子放出反応である(n, p)，(n, α)，(n, np)反応などは，標的核と生成核が別の元素になるため無担体分離が可能になる。
> 他に$(n, 2n)$反応など2個以上の中性子が放出される反応もある。

> **MEMO**
>
> ◆ ^{235}U の核分裂法による ^{99}Mo と ^{131}I の製造。^{133}Xe も同様に得られる。いずれの核種も核分裂収率が高い。

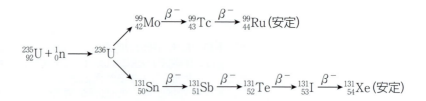

> **MEMO**
>
> ◆ **^{99}Mo の製造方法**
> ^{99}Mo は，海外の原子炉において ^{235}U(n, f) 反応で製造されたものを 100 % 輸入している。ただし，原子炉の老朽化が進んでいることから，今後不具合の増加が予想されている。わが国は，研究用原子炉を利用した ^{98}Mo$(n, \gamma)^{99}$Mo による製造の国産化をめざしていたが，2011年の福島第一原子力発電所事故を受けて，加速器中性子を用いる方法も検討している。

■ 中性子による核反応での製造

中性子の発生源として ^{235}U の核分裂により発生する中性子を減速させた熱中性子が用いられている。熱中性子による (n, γ) 反応は，核反応断面積（86ページ参照）が大きく，β^- 壊変を起こす核種を生じやすい。この反応は捕獲反応のうち**熱中性子捕獲反応**と呼ばれる。一方，速中性子は (n, γ) 反応を起こしにくいが，荷電粒子放出反応は起こしやすくなる。

表3 原子炉により生産される放射性核種

核種	半減期	壊変形式	製造方法	主な用途など
^{3}H	12.32 [y]	β^-	^{6}Li$(n, \alpha)^3$H	in vitro 検査・トレーサ実験（弱エネルギー β 線）
^{14}C	5,700 [y]	β^-	^{14}N$(n, p)^{14}$C	トレーサ実験など（中エネルギー β 線）
^{32}P	14.26 [d]	β^-	^{31}P$(n, \gamma)^{32}$P ^{32}S$(n, p)^{32}$P	トレーサ実験（核酸標識）など（高エネルギー β 線）
^{33}P	25.34 [d]	β^-	^{33}S$(n, p)^{33}$P	トレーサ実験（核酸標識）など（中エネルギー β 線）
^{35}S	87.51 [d]	β^-	^{35}Cl$(n, p)^{35}$S	トレーサ実験（核酸・タンパク質標識）など（中エネルギー β 線）
^{51}Cr	27.70 [d]	EC	^{50}Cr$(n, \gamma)^{51}$Cr	循環赤血球量，赤血球寿命など
^{59}Fe	44.50 [d]	β^-	^{58}Fe$(n, \gamma)^{59}$Fe	in vitro 検査など
^{60}Co	5.27 [y]	β^-	^{59}Co$(n, \gamma)^{60}$Co	放射線治療用，工業用 γ 線源
^{75}Se	119.80 [d]	EC	^{74}Se$(n, \gamma)^{75}$Se	トレーサ実験など（以前は膵検査に使用）
^{89}Sr*6	50.53 [d]	β^-	^{88}Sr$(n, \gamma)^{89}$Sr	核医学治療（骨転移の疼痛緩和）
^{90}Sr	28.79 [y]	β^-	^{235}U$(n, f)^{90}$Sr	^{90}Sr→^{90}Y ジェネレータ親核種
^{90}Y*7	64.00 [h]	β^-	^{89}Y$(n, \gamma)^{90}$Y	核医学治療（悪性リンパ腫） 他に，^{90}Sr→^{90}Y ジェネレータもあり
^{99}Mo	65.94 [h]	β^-	^{235}U$(n, f)^{99}$Mo	^{99}Mo→^{99m}Tc ジェネレータ親核種
^{125}I	59.40 [d]	EC	^{124}Xe$(n, \gamma)^{125}$Xe→^{125}I	in vitro 検査，トレーサ実験など
^{131}I	8.02 [d]	β^-	^{235}U$(n, f)^{131}$I ^{130}Te$(n, \gamma)^{131}$Te→^{131}I	甲状腺などの核医学治療，診断 γ 線：365 keV
^{133}Xe	5.25 [d]	β^-	^{235}U$(n, f)^{133}$Xe	肺換気・脳血流 γ 線：81 keV
^{137}Cs	30.17 [y]	β^-	^{235}U$(n, f)^{137}$Cs	放射線治療（密封小線源）
^{188}W	69.78 [d]	β^-	^{186}W$(n, \gamma)^{187}$W$(n, \gamma)^{188}$W→^{188}Re	^{188}Re（核医学癌治療：研究用）の親核種 二重中性子捕獲反応とジェネレータ
^{192}Ir	73.83 [d]	β^-	^{191}Ir$(n, \gamma)^{192}$Ir	放射線治療（密封小線源）
^{198}Au	2.70 [d]	β^-	^{197}Au$(n, \gamma)^{198}$Au	放射線治療（密封小線源）
^{223}Ra*8	11.43 [d]	α	^{227}Th→^{223}Ra	骨転移前立腺癌への核医学治療 ^{226}Ra$(n, \gamma)^{227}$Ra→^{227}Ac→^{227}Th

Term a la carte

＊6 ^{89}Sr
造骨活性の高い部位に集積し，β線（最大エネルギー：1.49MeV）を放出する。

＊7 ^{90}Y
抗CD20抗体を用いた放射免疫療法薬に使われる。β線が近傍標的腫瘍細胞に照射されることにより抗腫瘍効果を得る。

＊8 ^{223}Ra
去勢抵抗性前立腺癌の大半は骨転移を発症することから，α線による骨転移の治療対象となる。

MEMO

名称・エネルギーに統一的な分類基準はなく，一例を示す。

---

2 放射性核種の製造

MEMO

▌**原子炉により生産される放射性核種**
原子炉により生産される放射性核種を示す。中性子を吸収した場合，そのまま中性子を取り込む捕獲反応（(n, γ)反応），陽子やα線などを放出する粒子放出反応（(n, p)，(n, α)反応など），重い原子核で起こりやすい核分裂（(n, f)反応）に分かれる。同じ核種が捕獲反応と核分裂で得られる場合，核分裂のほうが一般的に比放射能が高い。

■ 中性子と物質との相互作用

①中性子の特徴

電荷をもたない	⇒	原子核への接近が容易
原子核との相互作用	⇒	弾性・非弾性散乱，粒子放出反応，核分裂

②エネルギーによる分類

冷中性子（0.0～0.025 eV）
- 熱中性子　（0.025 eV程度）：(n, γ)反応を起こしやすい。
- 熱外中性子（0.1～100 eV）
- 低速中性子（0.1～1000 eV）

中速中性子（1～500 keV）
高速中性子（500 keV～）

　軽い原子と衝突しエネルギーを失う。

　軽い原子核では熱中性子捕獲時に荷電粒子（陽子，α粒子）を放出するものがある。中性子の入射エネルギーが高くなると多くの原子核が陽子やα粒子を放出する。重い原子核に中性子が吸収されると核分裂を起こす。

MEMO

▌**熱中性子**
周囲の原子と熱平衡状態に達している低速の運動エネルギーをもつ中性子を熱中性子（常温で約0.025 eV）という。熱中性子は，速度が遅く，原子核に容易に近づけることから，核反応を起こしやすい（断面積を参照）。ただし，粒子を放出させる程のエネルギーをもたないため，通常は(n, γ)反応となる。

高速中性子
熱中性子炉に用いる場合，非弾性散乱断面積の大きい鉄や鉛などで，まず減速させ，次に散乱断面積および捕獲断面積（87ページ参照）が比較的大きい含水素物質（軽水，重水など）で減速吸収させる。高速中性子炉（高速増殖炉など）では，^{238}Uに対する吸収が大きい高速中性子を入射粒子として用い，^{239}Pu（プルトニウム）を増殖する。

---

③熱中性子による核反応

$$^{98}\mathrm{Mo}(n, \gamma)\,^{99}\mathrm{Mo} \quad \rightarrow \quad ^{99m}\mathrm{Tc} \quad \rightarrow \quad ^{99}\mathrm{Tc}$$

$$^{130}\mathrm{Te}(n, \gamma)\,^{131}\mathrm{Te} \quad \rightarrow \quad ^{131}\mathrm{I} \quad \rightarrow \quad ^{131}\mathrm{Xe}$$

一般に，(n, γ) 反応により標的核を放射性核種に変えることができる（放射化）。ただし，標的核と生成核が同位体となることから，放射性同位体だけを分離・精製することが難しく，比放射能が低くなる。ただし，生成核がさらに壊変してできる放射性核種は**無担体**[*9]となる。

> (n, γ) 反応により生成される核種の例：
> ^{32}P，^{51}Cr，^{59}Fe，^{60}Co，^{75}Se，^{198}Au など

Term a la carte

*9 **無担体**
放射性同位体に対する同じ元素の安定同位体を担体 (carrier，キャリアー) と呼び，安定同位体を含まない状態を無担体 (carrier free，キャリア・フリー) という。

■ 核分裂による製造

① (n, f) 反応

(n, f) 反応の f は，核分裂 (nuclear fission) の略号。中性子による核分裂の結果，多くの核分裂生成物ができる。特に ^{93}Zr (90〜100) と ^{134}Xe (130〜140) の前後の核分裂収率が大きくなる（**図1**）。

> 例：^{235}U (n, f) ^{133}Xe
> ^{235}U (n, f) ^{131}I
> ^{235}U (n, f) ^{99}Mo
> ^{90}Sr，^{137}Cs，^{95}Zr など

② 核分裂生成物による環境汚染

^{131}I：食物を通じて摂取，甲状腺に障害
^{90}Sr：骨に集積，造血器官に障害
^{137}Cs：環境汚染，筋肉・免疫機能に障害

図1 ^{235}U の核分裂により生成される主な放射性核種

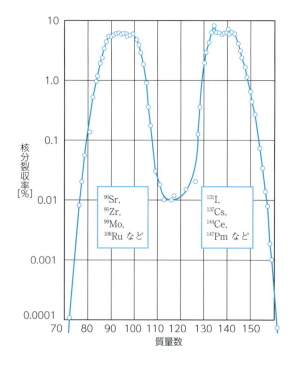

表4 ^{235}U 及び ^{239}Pu の熱中性子捕獲による核分裂で生じる主な核分裂生成物

核分裂生成物	^{235}U の収率 [%]	^{239}Pu の収率 [%]	半減期
^{89}Sr	4.73	1.72	50.53 [d]
^{90}Sr	5.78	2.10	28.79 [y]
^{93}Zr	6.35	3.80	1.53×10^6 [y]
^{95}Zr	6.50	4.82	64.03 [d]
^{99}Mo	6.11	6.21	65.94 [h]
^{106}Ru	0.40	4.35	373.59 [d]
^{129}I	0.543	1.37	1.57×10^7 [y]
^{131}I	2.89	3.86	8.02 [d]
^{135}I	6.28	6.54	6.57 [h]
^{133}Xe	6.70	7.02	5.25 [d]
^{133}Cs	6.70	7.02	安定
^{137}Cs	6.19	6.61	30.17 [y]
^{144}Ce	5.50	3.74	284.91 [d]
^{149}Sm	1.08	1.22	安定

※ 収率 [%] はいずれも熱中性子に対するもの

3 サイクロトロンによる製造

　荷電粒子を衝撃粒子として核反応を起こさせるためには，高い**運動エネルギー**が必要になる。粒子加速器を用いることにより，荷電粒子に原子核との間のクーロン障壁を上回る運動エネルギーを与えることができる。加速器には，静電加速器，線形加速器，円形加速器などがあるが，円形加速器(サイクロトロン，ベータトロン，シンクロトロンなど)のうち，**サイクロトロン**が中程度の荷電粒子を加速する目的に合っており，放射性核種の製造に特に多く使われている。

　サイクロトロンでは，(p, xn)，(d, xn)，(α, xn) などの反応(xは整数)により，目的の放射性核種を無担体で製造できる。この方法で製造される核種は，陽子過剰型で，一般に β^+，EC壊変をする短半減期の核種が多く，核医学診断用に適している。

　^{67}Ga，^{111}In，^{201}Tl，あるいはポジトロン放出核種などはサイクロトロンを用いて製造されている(**表5**)。**ポジトロン放出核種**である ^{11}C，^{13}N，^{15}O，^{18}F は半減期が非常に短いため，施設内に設置された小型サイクロトロンで製造される。ただし，^{18}F に関しては，メーカーより供給を受けることもできる。

　標的核は，気体の場合と液体の場合があり，ターゲットと呼ばれる装置に封入される。標的核のターゲットへの封入や取り出しなどはすべて遠隔操作で行われる。

表5 サイクロトロンで製造される主な放射性核種

核種	半減期	壊変形式	主な γ 線エネルギー[keV]	主な製造方法	主な用途
^{11}C	20.39[m]	β^+, EC	511	^{14}N$(p, \alpha)^{11}$C	血液量(^{11}CO)など
^{13}N	9.97[m]	β^+, EC	511	^{16}O$(p, \alpha)^{13}$N	心筋血流(^{13}NH$_3$)など
^{15}O	122.2[s]	β^+, EC	511	^{14}N$(d, n)^{15}$O ^{15}N$(p, n)^{15}$O	血流量($C^{15}O_2$, $H_2^{15}O$)，酸素代謝・摂取率($^{15}O_2$)，血液量(C^{15}O)
^{18}F	109.8[m]	β^+, EC	511	^{18}O$(p, n)^{18}$F ^{20}Ne$(d, \alpha)^{18}$F	糖代謝(^{18}F-FDG)など
^{67}Ga	3.26[d]	EC	93, 185, 300	^{68}Zn$(d, 2n)^{67}$Ga	悪性腫瘍・炎症
^{68}Ge	271[d]	EC	9	^{69}Ga$(p, 2n)^{68}$Ge	^{68}Ge→^{68}Gaジェネレータ親核種
^{81}Rb	4.58[d]	β^+, EC	511	^{82}Kr$(p, 2n)^{81}$Rb	^{81}Rb→^{81m}Krジェネレータ親核種
^{82}Sr	25.36[d]	EC	13	^{85}Rb$(p, 4n)^{82}$Sr	^{82}Sr→^{82}Rbジェネレータ親核種
^{87}Y	79.8[h]	β^+, EC	511	^{85}Rb$(\alpha, 2n)^{87}$Y	^{87}Y→^{87m}Srジェネレータ親核種
^{111}In	2.8[d]	EC	171, 245	^{112}Cd$(p, 2n)^{111}$In	脳槽・骨髄・核医学治療(悪性リンパ腫)など
^{123}I	13.2[h]	EC	159	^{124}Xe$(p, 2n)^{123}$Cs→^{123}Xe→^{123}I ^{124}Te$(p, 2n)^{123}$I ^{127}I$(p, 5n)^{123}$Xe→^{123}I	甲状腺・脳・心臓・副腎・腫瘍など
^{201}Tl	72.9[h]	EC	135, 167	^{203}Tl$(p, 3n)^{201}$Pb→^{201}Tl	心筋血流・腫瘍・副甲状腺

MEMO

✏️ サイクロトロンで製造される主な放射性核種

^{11}C	高純度の $^{14}N_2$ ガスに陽子を照射し，ホットアトム反応により $^{11}CO_2$ を製造する
^{13}N	アンモニア合成をする場合は表のように ^{16}O を含む蒸留水に陽子を照射するが，窒素ガスとして得る場合は炭酸ガスを含むヘリウムガスに重陽子を照射する
^{15}O	表の反応以外に $^{15}N_2$ に陽子を照射しても得られるが，濃縮 $^{15}N_2$ が高価であるという欠点をもつ
^{18}F	濃縮水（$H_2^{18}O$）に陽子を照射して $^{18}O(p,n)^{18}F$ 反応により得る。濃縮水は高価なため，1～2 ml の少量を冷却し，沸点を上げるために加圧して耐食容器に入れ，大電流で照射する方法で蒸発を防いでいる。ネオンガスは回収効率が低い
^{123}I	高価な ^{124}Xe に 15～30 MeV の陽子を照射し，得られた ^{123}Xe を ^{124}Xe とともに別容器に移す。^{123}I は ^{123}Xe が壊変し，容器壁に付着する形で得られる。^{124}Xe は再利用される

■ サイクロトロン

真空内で磁場をかけるとローレンツ力[*10]により荷電粒子が円運動することを利用して，荷電粒子を加速する装置のこと。陽子，重陽子，α 粒子にクーロン障壁を超える運動エネルギーを与えるため，サイクロトロンで加速する。サイクロトロン内部は真空で，中心部付近にイオンが導入され，らせん運動をしながら加速される。陰イオン加速型サイクロトロンでは，例えば水素をマイナスイオン（H^-）として加速する。炭素フォイル（ストリッパフォイル）を通すことで電子を剥ぎ取り，陽子ビームとして外部に取りだし，これをターゲットに照射する。

①陽子，重陽子，α粒子を用いた核反応

生成される放射性核種は，標的核とは異なる元素に変換されるため，無担体分離が可能。陽子過剰のために β^+ 壊変，軌道電子捕獲（EC）を行うものが多い。

②半減期

数時間以上の核種（^{67}Ga，^{111}In，^{123}I，^{201}Tl など）はメーカーなどがもつ中型サイクロトロンで製造し，半減期が数十分未満の核種（^{11}C，^{13}N，^{15}O，^{18}F）は病院内に設置された医用小型サイクロトロンで製造している。

Term a la carte

*10　ローレンツ力
磁場中を運動する荷電粒子に働く力。粒子速度と磁束密度が直交するときに最大で，その両方に垂直な方向に働き，それらの大きさに比例する。

■ サイクロトロンによる製造の実際（図2，3）

図2 サイクロトロンのしくみとビームの取り出し方法

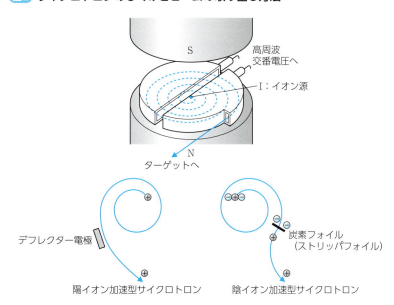

（佐治英郎ほか 編：新 放射化学・放射性医薬品学（改訂第2版），75，南江堂，2006.より一部改変引用）

図3 陰イオン加速型サイクロトロンの原理

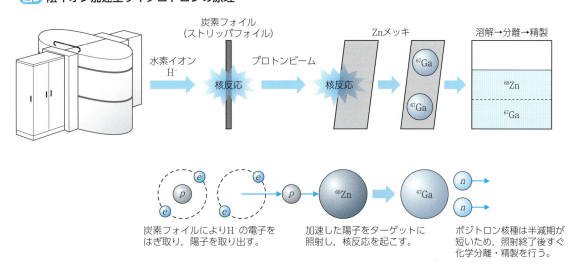

MEMO

陰イオン加速型サイクロトロン（図3）

従来のサイクロトロンは陽子や重陽子などの陽性の荷電粒子を加速していた。近年陰イオン加速型サイクロトロンが普及した。その理由として，①ビームの取り出し効率が高いこと，②サイクロトロン本体の放射化が抑えられること，③加速粒子をスリットで分割することにより同時に2核種製造できること，が挙げられる。

> **MEMO**
>
> **医用小型サイクロト
> ロン**
> ポジトロン放出核種製
> 造用サイクロトロン
> は，陽子の加速エネル
> ギーを抑えて小型化を
> 図りつつ，製造量の目
> 安となるビーム電流を
> 増やしている。

■ 医用小型サイクロトロン（院内サイクロトロン，図4）

　短半減期のβ^+壊変核種を製造する目的で医療用の小型サイクロトロン
を用いる。PET用放射性医薬品は，放射性核種の製造から調製まですべ
てを臨床現場で行うことから，製造管理，品質管理作業者の安全に関する
体制整備が重要となる。このために自動合成装置（図5）の導入，確認試験，
純度試験，無菌試験，発熱性物質試験などの検査が必要である（図6）。

> **MEMO**
>
> **製造管理，品質管理**
> *in vivo*放射性医薬品は他の医薬品同様「日本薬局方」あるいは「放射性医薬品基準」
> に規格と試験法が定められている。一般医薬品の基準に加え，核種の確認，放
> 射能の定量，放射性核種純度，放射能濃度，容器・包装の遮蔽効果などが含ま
> れる。放射性医薬品製造会社が販売する製品は，GMP（医薬品の製造管理およ
> び品質管理に関する基準）に従って製造され，上記の規格と試験法に適合したも
> のとなる。
> 院内サイクロトロンで製造される放射性医薬品の製造，品質，使用法は「日本薬
> 局方」，「放射性医薬品基準」には掲載されていないため，日本アイソトープ協会
> 「ポジトロン核医学利用専門委員会が成熟技術として認定した放射性薬剤の基準」，
> 日本核医学会および日本アイソトープ協会「院内製造されたFDGを用いたPET
> 検査を行うためのガイドライン」に準拠して各施設が製造および品質管理を行っ
> ている。
>
> **自動合成装置の導入**
> 日本核医学会「院内製造されたFDGを用いたPET検査を行うためのガイドライン」
> に自動合成装置の設置および作業に関するガイドラインが定められている。
>
> **確認試験**
> 放射性核種および標識化合物の化学的特性の確認。^{18}F-FDGの場合，①エネル
> ギースペクトル：511keV，②半減期：105〜115分，③pH：5.0〜8.0，④
> 純度試験（薄層・液体クロマトグラフィ），⑤発熱性物質試験（エンドトキシン試
> 験），⑥無菌試験（バクテック試験法：微生物が発生する二酸化炭素や消費する
> 酸素を検出）などが行われる。
>
> **純度試験**
> 放射性核種純度（標識核種とは異なる放射性核種の混在）及び放射化学的純度（同
> じ放射性核種で標識された異なる化合物の混在）を確認する。後者ではペーパー
> クロマトグラフィ，薄層クロマトグラフィ，HPLCを含む液体クロマトグラフィ
> などが用いられる。
>
> **無菌試験**
> 「日本薬局方」の試験法では無菌検査は2週間以上必要になるため，PET薬剤で
> は無菌試験の結果判定の前に患者に投与することが認められている。製造プロ
> セスで無菌性を確保する方法として，更衣や入退室手順，グレードAエリアで
> の作業基準などに関して，「分子イメージング臨床研究に用いるPET薬剤につ
> いての基準」（日本核医学会GMP）で定めている。併せて無菌操作の教育訓練や資
> 格認定も行っている。
>
> **発熱性物質試験**
> 「日本薬局方」ではウサギを用いて行われる。「放射性医薬品基準」では出荷後の
> 試験も認めている。学会の基準では代表的な発熱物質であるエンドトキシン検
> 査で代用することを認めている。エンドトキシン検査は操作が簡便でかつ短時
> 間で結果が得られる。

① ^{11}C, ^{13}N, ^{15}O, ^{18}F

生体構成元素を放射性核種(^{11}C, ^{13}N, ^{15}O)に置き換える。

血流量($C^{15}O_2$ ガス，$H_2^{15}O$ 水)，血液量($C^{15}O$ ガス，^{11}CO ガス)，酸素代謝($^{15}O_2$ ガス)，心筋血流($^{13}NH_3$ 注射液)，心筋酸素代謝(^{11}C-アセテート注射液)，糖代謝(^{18}F-FDG)，腫瘍(^{11}C-コリン注射液)，腫瘍アミノ酸代謝(^{11}C-メチオニン注射液)，骨代謝(^{18}F-フッ化ナトリウム注射液)，肺換気能($^{13}N_2$ ガス)，受容体機能(^{11}C-メチルスピペロン注射液(ドーパミンD_2受容体)，^{11}C-ラクロプライド(ドーパミンD_2受容体)，^{11}C-フルマゼニル(ベンゾジアゼピン受容体)などの検査に用いる。

なお，^{18}F-FDGは，^{18}Fで標識したグルコース類似物質で，エネルギー消費量の大きい腫瘍に集積する。

> **MEMO**
>
> | | |
> |---|---|
> | ^{11}C | 一酸化炭素ガス，L-メチオニン注射液，酢酸注射液，N-メチルスピペロン注射液，コリン注射液，ラクロプライド注射液，フルマゼニル注射液 |
> | ^{13}N | 窒素ガス，アンモニア注射液 |
> | ^{15}O | 酸素ガス，水注射液 |
> | ^{18}F | 2-デオキシ-2-フルオロ-D-グルコース注射液，フッ化ナトリウム注射液 |

図4 医用小型サイクロトロンとPET/CT

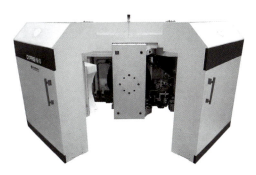

a 医用小型サイクロトロン

(住友重機械工業株式会社)

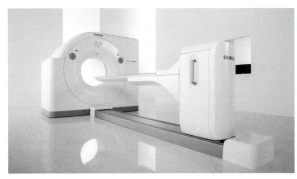

b PET/CT

(シーメンスヘルスケア株式会社)

図5 自動合成装置

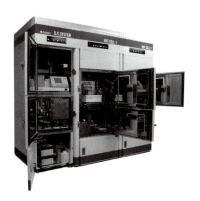

(住友重機械工業株式会社)

> **MEMO**
>
> **自動合成装置**
>
> サイクロトロンで製造された陽電子放出核種を放射性医薬品に合成する装置。医療従事者の被ばくを避けるため，通常ホットセル内に設置され，PCによる遠隔制御を受ける。サイクロトロンで製造された陽電子放出核種はチューブを介して自動合成装置に送られる。装置で放射性医薬品として合成された後，品質検査基準に合格したものが，必要量を分注(溶液を少量ずつ一定量に分けること)され，患者に投与される。検査スタッフの被ばくを防ぐため，自動化などさまざまな工夫がされている。

図6 PET施設の構成

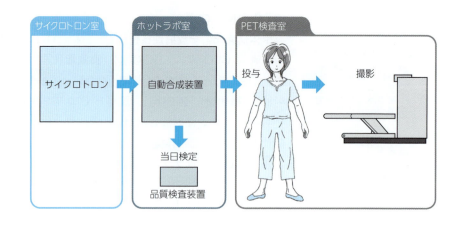

4 核反応断面積（原子核断面積）

断面積[*11]（cross section）は，粒子の衝突・散乱過程において粒子同士が相互作用する際に，特定の過程が起こる確率を表し，面積の次元をもつ。断面積は，分子，原子，原子核，素粒子などの反応で広く用いられており，**ミクロ断面積**（全断面積，散乱断面積，吸収断面積など）および**マクロ断面積**[*12]など目的・対象によってさまざまな種類がある。

この中で核反応に関する断面積を**核反応断面積**（原子核断面積）という。放射性核種の生成について考える場合は，**放射化断面積**と呼ばれる。

単位は**バーン**（barn，[b]），記号はσが用いられている。1バーンは$10^{-28}\,\mathrm{m^2}$である。

入射粒子が薄い標的物質に照射する場合を考えたとき，単位時間あたりの核反応の数は，

$$n = \sigma\, fNV$$

で表される。ここで，n：核反応を起こした数[個・s^{-1}]，σ：核反応断面積，f：束密度[個・m^{-2}・s^{-1}]，N：単位体積あたりの標的核の数[個・m^{-3}]，V：ターゲットの体積[m^3]である。

この式は，核反応が発生する回数は，標的核の数と入射粒子の数に比例し，その比例定数が核反応断面積になることを示している。核反応断面積は，核反応の起こりやすさを意味する。

標的物質が複数の同位体からなる元素の場合，それぞれの同位体断面積とその同位体存在比の積の和として核反応断面積が定義される。

核反応断面積は，標的核および入射粒子の種類，入射粒子のエネルギーに依存する。ある原子核について，入射粒子のエネルギーと核反応断面積との関係を表した関数を**励起関数**という。励起関数は，入射粒子のエネルギーによって起こりやすい核反応の種類が変わることを示している。

放射性核種を製造する場合，製造された放射性核種は，同時に壊変していくことを考慮することになる。

Term a la carte

＊11　断面積
粒子同士の相互作用を定量的に扱うために導入された概念。単位面積あたり1個の粒子が入射したときに事象が発生する確率を表す。
ボールをまっすぐに投げて標的に当てるときに標的の大きさが大きいほど当たりやすく（核反応が起きやすく）なるということ。

＊12　マクロ断面積
ミクロ断面積は入射粒子と原子核との反応の種類によって分類され，発生確率の比例定数がバーンで表される。マクロ断面積は，ミクロ断面積に物質の原子核密度（単位体積あたりの原子核数）を掛け合わせた量として定義され，面積ではなく，「長さ」の逆数の次元をもつ。中性子束密度とマクロ断面積の積は，単位時間・単位体積あたりの反応数を意味する。

2 放射性核種の製造

■ 核反応断面積の単位

単位：b（バーン，10^{-28}[m^2]，常用単位：10^{-24}[cm^2]）。核反応が起こる確率（起こりやすさ）のことで，標的核の見かけ（的：まと）の大きさを意味する（図7）。1バーンはウランの核の断面積にほぼ等しい。入射粒子のエネルギーや標的核種で値が変わる。

■ 全断面積

1つの原子核においてさまざまな核反応が生じることから，反応ごとに断面積を定義している。また，すべての断面積の和を全断面積という（図8～10，「第2章1-1　核反応」参照）。

> 全断面積＝散乱断面積＋吸収断面積
> 散乱断面積＝弾性散乱断面積＋非弾性散乱断面積
> 吸収断面積＝捕獲断面積＋粒子放出断面積＋核分裂断面積

図7 断面積の概念

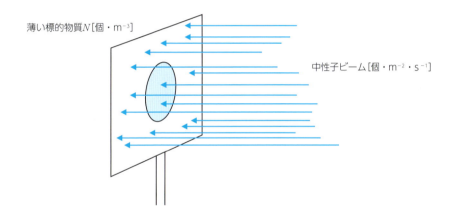

図8 捕獲断面積

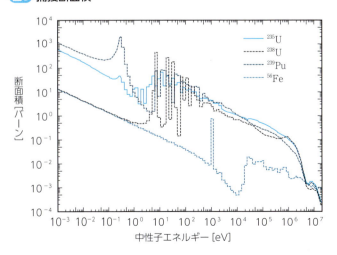

^{235}U，^{238}U，^{239}Pu，^{56}Feの入射中性子エネルギーに対する捕獲断面積を示す。^{235}U，^{239}Puに関して，1eV以下のエネルギーの低い領域では，断面積はエネルギーの増加に伴い小さくなる。^{238}Uは，低いエネルギーの中性子に対する捕獲断面積は小さい。^{235}U，^{238}U，^{239}Puに関して，1eV付近から大きな変化を示しているが，これは共鳴現象によるもので，中性子エネルギーが複合核の励起準位と一致したときに核反応が発生しやすくなることを示している。中性子エネルギーがさらに上がると，ピークの高さは小さくなるとともにエネルギー幅も広くなり，共鳴が重なりあって滑らかな変化を示すようになる。1MeV以上の高エネルギー領域になると，再び減少を示す。

図9 核分裂断面積

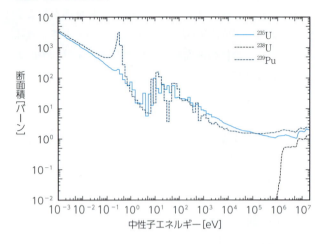

^{235}U, ^{238}U, ^{239}Puの入射中性子エネルギーに対する核分裂断面積を示す。^{238}Uを除き，捕獲断面積と同様の変化を示している。^{238}Uは高速中性子を吸収した場合に限り核分裂を起こす。核分裂を起こさない核では高エネルギー領域で(n, p)，(n, α)などの荷電粒子放出反応が発生する。

図10 ^{235}Uの断面積

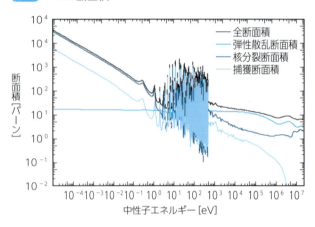

^{235}Uの全断面積，弾性散乱断面積，核分裂断面積，捕獲断面積を示す。共鳴エネルギーよりも低い中性子エネルギーでは，全断面積に占める核分裂断面積の割合が高く，共鳴エネルギーよりも大きくなると弾性散乱断面積の割合が高くなる。

■ 励起関数

核反応断面積はターゲットの種類だけでなく，入射粒子の種類とエネルギーに依存する。核反応断面積を入射粒子のエネルギーの関数として表したものを**励起関数**[*13]という（図11）。

Term a la carte

*13 励起関数
励起関数は実験的に求められており，目的とする核反応が起こりやすい入射粒子のエネルギーを調べるために使われている。

図11 ^{63}Cuの陽子による励起関数

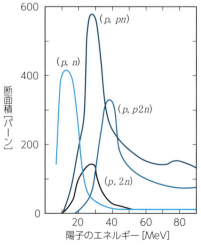

核反応
^{63}Cu (p, n) ^{63}Zn
^{63}Cu $(p, 2n)$ ^{62}Zn
^{63}Cu (p, pn) ^{62}Cu
^{63}Cu $(p, p2n)$ ^{61}Cu

■ 核反応による原子番号および質量数の変化（表6）

表6 核反応による原子番号と質量数の増減

原子番号の変化 ＼ 質量数の変化	－3	－2	－1	0	＋1	＋2	＋3
＋2				$\alpha, 4n$	$\alpha, 3n$	$\alpha, 2n$	α, n
＋1		$p, 3n$	$p, 2n$	p, n $d, 2n$	p, γ d, n	α, pn	α, p
0			γ, n $n, 2n$	ターゲット	n, γ d, p	t, p	
－1	p, α	d, α	γ, p	n, p			
－2	n, α						

t：トリチウム

■ 照射時間と生成放射能（図12）

照射によって生成された核種は，同時に壊変により減少していくため，放射性核種の製造では両者を考慮する必要がある。

熱中性子による(n, γ)反応である$^{59}\mathrm{Co}(n, \gamma)^{60}\mathrm{Co}$を例に取ると，標的核である$^{59}\mathrm{Co}$の原子数を$N$個とし，束密度$f$［個・$\mathrm{m}^{-2}\cdot\mathrm{s}^{-1}$］の熱中性子を照射した場合，この反応の核反応断面積がσであれば，照射時間dtあたり生成される核種の数nは，

$$n = \sigma fNdt$$

となる。

ただし，生成した核種は半減期Tで壊変するため，実際に生成された核種の数dnは次式となる。

$$dn = \sigma fNdt - \lambda ndt$$

ここで，λは壊変定数（$\lambda = 0.693/T$），生成核種の原子数nを，放射能Aに変換（$A = \lambda n$）すると，

$$A = \sigma fN(1 - e^{-\lambda t}) = \sigma fN\left[1 - \left(\frac{1}{2}\right)^{\frac{t}{T}}\right]$$

A：照射時間tでの生成核種の放射能

生成した核種は壊変するため，生成割合と壊変の割合が平衡になったところでAは飽和する。

照射時間tが無限大　⇒　$(1 - e^{-\lambda t}) = 1$

ここで，$(1 - e^{-\lambda t})$は**飽和係数**（S）と呼ばれ$\left[1 - \left(\frac{1}{2}\right)^{\frac{t}{T}}\right]$で計算できる。

飽和係数は，照射時間 t が短いときは，生成放射能は t に比例するが，やがて増加は小さくなり，一定値に近づくことを示している。

生成核種の半減期時間の照射で飽和係数0.5，2半減期時間で0.75となり，約7半減期時間で飽和する。

図12 中性子照射時間と生成放射能との関係

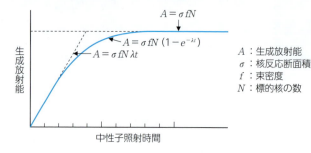

MEMO

中性子照射時間と生成放射能との関係

飽和生成量 (σfn) を100％としたときに，
　1半減期分の照射 → 50％
　2半減期分の照射 → 75％
　3半減期分の照射 → 87.5％
　4半減期分の照射 → 93.8％
　5半減期分の照射 → 96.9％

となり，照射時間を延ばしても製造量は増えなくなることがわかる。通常は，代わりに束密度 (f) を増やすことで対応している。

イオン照射の場合，束密度は，サイクロトロンの加速粒子の強度（ビーム電流，A）と比例することから，サイクロトロンの性能指標の一つとなっている。

例題

Q 半減期10分の核種を製造する場合，10分照射したときの生成放射能に対して，30分照射したときの放射能は何倍となるか。

A
$$\frac{A_{30}}{A_{10}} = \frac{1-\left(\frac{1}{2}\right)^{\frac{30}{10}}}{1-\left(\frac{1}{2}\right)^{\frac{10}{10}}} = \frac{1-\frac{1}{8}}{1-\frac{1}{2}} = 1.75$$

答：1.75倍

5 無担体放射性核種の調整法

　放射性医薬品は，その投与により生理機能に影響が出ないように，物質量が微量であることが求められる。一方で，測定に当たって放射能量は多いことが望ましく，単位質量当たりの放射能量として定義される**比放射能**が高いことが条件となる。**無担体**（carrier free）とは，安定同位体の混入がなく，理論上最大の比放射能をもつ状態を意味し，放射性医薬品の合成の目標となる。

　放射性核種を無担体で得ようとする場合，分離しようとする放射性核種が同位体を含まない状態であれば，化学的操作により分離できる。例えば，α壊変やβ^-壊変により親核種と娘核種が異なる元素になる場合や(n, p)反応や(d, n)反応により標的核と生成核が異なる元素になる場合である。一方，(n, γ)反応では，生成核と標的核の同位体どうしが混在することになり，無担体分離はできない。

　ただし，(n, γ)反応の場合でも，**ホットアトム効果**を利用できる場合は無担体分離が可能になる。ジラード-チャルマー法では，^{127}Iを熱中性子で照射し，^{127}I$(n, \gamma)^{128}$I反応で生成されたヨウ化エチルを分液ロート中で水と振り混ぜると放射性ヨウ素の大部分が水相に移る。^{128}Iがホットアトム効果により結合を切断し，水相に移ったためである。

　^{130}Teが(n, γ)反応により，^{131}Teとなり，さらにβ^-壊変により^{131}Iとなる例では，^{131}Iの無担体分離が可能である。

　各種の放射化学的分離法を使って無担体分離を行うことも可能である（77ページ参照）。

MEMO

▌無担体状態における比放射能

無担体の放射性核種の比放射能は時間の経過によらず一定であるが，担体を含む場合は時間とともに小さくなる。

3 放射性核種の製造

ジェネレータ

短半減期の放射性核種の製造方法の一つに**ジェネレータ**を用いた方法がある。比較的半減期が長い親核種の放射性壊変によって生成された娘核種が放射性核種であって，娘核種の半減期が親核種の半減期と比べて十分に短い場合，一定時間経過後に親核種の壊変による娘核種の生成と娘核種の壊変が釣り合う放射平衡（永続平衡もしくは過渡平衡）の状態となる。この放射平衡時に親核種から娘核種を単離し，娘核種を利用しようとする装置をジェネレータという。

ジェネレータは，放射平衡を利用した娘核種の分離・抽出システムであり，親核種の放射能が十分残存する限りにおいて，娘核種を繰り返し抽出できる特徴がある。臨床診断には ^{99}Mo-^{99m}Tc ジェネレータと ^{81}Rb-^{81m}Kr ジェネレータ*1 が用いられているが，特に ^{99}Mo-^{99m}Tc ジェネレータは多くの ^{99m}Tc 標識放射性医薬品に合成され，幅広く使用されている。

Term a la carte

＊1 ^{81}Rb-^{81m}Krジェネレータ
水酸化ルビジウム（^{81}Rb）をプラスチックカラム中に充填した陽イオン交換樹脂に吸着させ，5％ブドウ糖注射液等の非電解質注射液を通じることによりクリプトン（^{81m}Kr）注射液を，また加湿した酸素または空気を通じることによりクリプトン（^{81m}Kr）吸入用ガスを，それぞれ溶出することができる。注射液は局所肺血流検査および局所脳血流検査に，ガスは局所肺換気機能検査に使用する。

1 ジェネレータの親核種と娘核種

■ ジェネレータ

放射平衡の状態を利用し，娘核種を分離・使用する装置。親核種の半減期が比較的長く，娘核種の半減期が短い場合，親核種をカラムなどに吸着させ適当な溶媒を使うと娘核種のみを溶出できる（**表1**）。

娘核種を分離しても，一定時間置くことにより再び平衡状態に達する。このため，娘核種を繰り返し取り出すことができる。この装置をジェネレータ（あるいはカウ）という。娘核種を取り出す操作を**ミルキング**と呼ぶ。

表1 ジェネレータにより製造される主な放射性核種

親核種（半減期）			娘核種（半減期）		娘核種の壊変形式	主な用途
^{28}Mg	(20.92 [h])	→	^{28}Al	(2.24 [m])	β^-	トレーサ実験
^{42}Ar	(32.9 [y])	→	^{42}K	(12.36 [h])	β^-	トレーサ実験
^{62}Zn	(9.2 [h])	→	^{62}Cu	(9.7 [m])	β^+, EC	トレーサ実験（腫瘍など）
^{68}Ge	(271 [d])	→	^{68}Ga	(67.7 [m])	β^+, EC	トレーサ実験（腫瘍など）
^{81}Rb	(4.6 [h])	→	^{81m}Kr	(13.1 [s])	IT	肺機能・脳血流検査
^{82}Sr	(25.4 [d])	→	^{82}Rb	(1.3 [m])	β^+, EC	心筋血流検査
^{87}Y	(79.8 [h])	→	^{87m}Sr	(2.8 [h])	IT	トレーサ実験（骨腫瘍など）
^{90}Sr	(28.8 [y])	→	^{90}Y	(64 [h])	β^-	核医学治療（悪性リンパ腫）
^{99}Mo	(65.9 [h])	→	^{99m}Tc	(6.01 [h])	IT	標識用など多用途
^{113}Sn	(115.1 [d])	→	^{113m}In	(1.7 [h])	IT	トレーサ実験
^{132}Te	(3.20 [d])	→	^{132}I	(2.30 [h])	β^-	トレーサ実験（腫瘍など）
^{137}Cs	(30.17 [y])	→	^{137m}Ba	(.55 [m])	IT	トレーサ実験
^{140}Ba	(12.75 [d])	→	^{140}La	(1.68 [d])	β^-	トレーサ実験（共沈法など）
^{188}W	(69.8 [d])	→	^{188}Re	(17.0 [h])	β^-	核医学治療（研究用）
^{195m}Hg	(41.6 [h])	→	^{195m}Au	(30.5 [s])	IT	心臓ファーストパス（研究用）
^{226}Ra	(1,600 [y])	→	^{222}Rn	(3.8 [d])	α	核医学治療（研究用）

3 ジェネレータ

2 ^{99}Mo-^{99m}Tcジェネレータにおけるミルキング

^{99m}Tcは核医学検査で最も多く使用されている放射性核種である。^{99m}Tcは半減期が約6時間であるため，1日でおよそ16分の1に減少する。^{99m}Tcの親核種である^{99}Moとの過渡平衡の関係を利用して，院内で^{99m}TcをNa^{99m}TcO$_4^-$（過テクネチウム酸ナトリウム*2）の形で溶出し，放射性医薬品として標識*3 している。^{99}Moから^{99m}Tcが生成して最大値に達するまでの時間は約23時間なので，^{99}Moが十分な放射能をもつ間（1週間程度）は毎日^{99m}Tcを溶出することが可能となる。

■ ^{99}Mo-^{99m}Tcジェネレータの特徴

^{99}Moは原子炉において^{235}U$(n, f)^{99}$Mo反応もしくは^{98}Mo$(n, \gamma)^{99}$Mo反応により製造される。半減期は約66時間でβ^-壊変を行い，約87％が^{99m}Tcを経由して^{99}Tcになり，約13％が直接^{99}Tcになる。

^{99}Moを^{99}MoO$_4^{2-}$溶液としてアルミナ（酸化アルミニウム，Al$_2$O$_3$）のカラムに通すことで，^{99}MoO$_4^{2-}$の化学形でカラムに吸着させることができる。過渡平衡の成立後に，カラムに生理食塩水を通すと，^{99m}TcO$_4^-$が過テクネチウム酸ナトリウム溶液として溶出される。アルミナは，^{99}MoO$_4^{2-}$に対しては強い吸着性をもつが^{99m}TcO$_4^-$への吸着性は弱く，^{99m}TcO$_4^-$のみを分離できる。^{99}Mo-^{99m}Tcジェネレータからは，高純度，無担体，無菌の^{99m}TcO$_4^-$が得られる。

Term a la carte

*2 過テクネチウム酸ナトリウム

生理食塩水で溶出した溶液をそのまま過テクネチウム酸ナトリウム注射液として使用する場合と院内で放射性医薬品として標識する場合があり，後者の利用が大部分である。また，メーカーが製造した放射性医薬品を購入することもできる。

*3 標識

バイアル中の試薬と過テクネチウム酸イオン（^{99m}TcO$_4^-$）とを反応させるキット方式により医薬品を調整する。調製法や品質・保管に十分な注意が必要で「放射性医薬品取り扱いガイドライン」が作成されている。

2章 放射性核種の製造

MEMO

^{235}U$(n, f)^{99}$Mo反応もしくは^{98}Mo$(n, \gamma)^{99}$Mo反応

(n, f)法では，^{235}Uの核分裂生成物から370 TBq/g-Moという高い比放射能が得られる。一方，(n, γ)法では37～74 GBq/g-Moとなり，1,000～1万分の1程度となる。

MEMO

アルミナのカラム

^{99}Mo-^{99m}Tcジェネレータでは，造粒した水酸化アルミニウムを500～800℃程度で焙焼した活性アルミナ（γ-Al$_2$O$_3$）を吸着剤として用いている。γ-Al$_2$O$_3$は，極性の高い物質を優先的に吸着する。また，飽和に達したら酸またはアルカリ溶液で再生できる。γ-Al$_2$O$_3$は吸着機能とイオン交換機能を有することから，^{99m}Tcの抽出および^{99}Mo等の除去が可能である。

93

図1 ⁹⁹Moの壊変曲線および⁹⁹ᵐTcの生成曲線

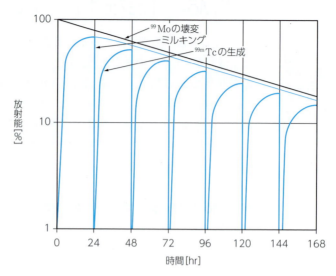

⁹⁹ᵐTc生成曲線に加えて24時間ごとに生成した⁹⁹ᵐTcを生理食塩液を用いて100％ミルキングしたときの溶出パターンも併記してある。ミルキング後⁹⁹ᵐTcの放射能は約23時間で最大になり，この時の⁹⁹ᵐTcは⁹⁹Moの約87.7％である（23時間前の⁹⁹Moの放射能の69％）。
ある時間（$t=0$）にミルキングを行い，その後の時間tの⁹⁹ᵐTcの放射能（A_T）は

$$A_T = 0.86 A_M \frac{\lambda_T}{\lambda_T - \lambda_M}(e^{-\lambda_M t} - e^{\lambda_T t})$$

で表される。
 A_M：⁹⁹Moの放射能
 λ_T：⁹⁹ᵐTcの壊変定数＝ln2/6.015 [hr] ≒ 0.1152 [hr⁻¹]
 λ_M：⁹⁹Moの壊変定数＝ln2/65.94 [hr] ≒ 0.0105 [hr⁻¹]
 t：0時よりの経過時間

（富士フイルムRIファーマ株式会社：ウルトラテクネカウ®製品添付文書より一部改変引用）

> **MEMO**
>
> はじめに娘核種である⁹⁹ᵐTcが存在しなかった場合に0時間から24時間まで⁹⁹ᵐTcの放射能が増加をしていく。24時間目にミルキングによって⁹⁹ᵐTcが全量抽出された場合とそのまま放射平衡に達するまで⁹⁹ᵐTcの放射能が推移した場合（細線）の両方の放射能変化が描かれている。ミルキングしたときはいったん放射能は0に戻り，再び増加していくが，24時間後に得られる⁹⁹ᵐTcの放射能は親核種の半減期に従って減少する。

> **MEMO**
>
> ⁹⁹Moから⁹⁹Tcに至る経路については，43ページ図17を参照のこと。⁹⁹Moがβ⁻壊変をして82.2％が142.7 keVの⁹⁹ᵐTcになる。他の経路を取って142.7 keVのエネルギー準位に遷移してきたものを含めて全体の87.7％が⁹⁹ᵐTcとしてIT壊変を起こす。残りは⁹⁹ᵐTcを経由せず直接⁹⁹Tcに遷移する。時間tの放射能を求める式から親核種（⁹⁹Mo）の放射能をA_1とし，娘核種（⁹⁹ᵐTc）の放射能をA_2としたとき，
>
> $$\frac{A_2}{A_1} = \frac{0.1152}{0.1152 - 0.0105} \times 0.877 = 0.965$$
>
> となり，⁹⁹Mo-⁹⁹ᵐTcジェネレータに関しては娘核種の放射能が親核種を超えることはない。

図2 ^{99}Mo-^{99m}Tcジェネレータの原理

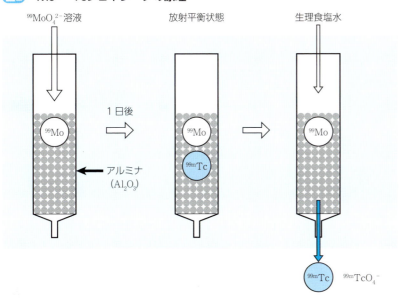

^{99}Moを^{99}MoO$_4^{2-}$溶液としてアルミナ（Al$_2$O$_3$）のカラムに通すとカラムに吸着される。過渡平衡の成立後に，カラムに生理食塩水を通すと，^{99m}TcO$_4^-$が溶出される。

（中山守雄：核医学技術の基礎「ジェネレータの原理と臨床への適用（^{99}Mo/^{99m}Tc, ^{68}Ge/^{68}Ga を中心に）」．臨床核医学 47（6）：88-90, 2014.より引用）

図3 ジェネレータとコレクティングバイアル，標識用キット

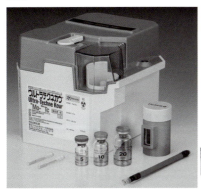
（富士フイルムRIファーマ株式会社）

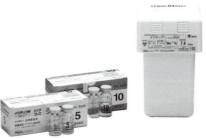
（日本メジフィックス株式会社）

2タイプのジェネレータ。左のジェネレータの右隣に3種類の容量の減圧コレクティングバイアルとシールド容器が置かれている。使用時はコレクティングバイアルをシールド容器に入れたうえで，ジェネレータにセットする（図4左）。

図4 ジェネレータの構造と使用法

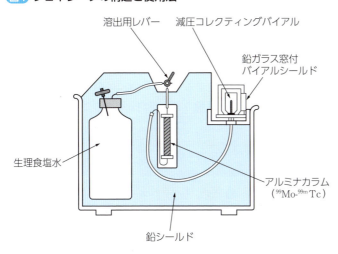

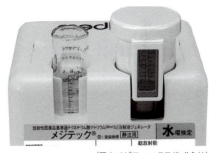
（日本メジフィックス株式会社）

左のジェネレータは，生理食塩水のボトルが内部に封入されているタイプ。上図のジェネレータは，生理食塩水のバイアルをジェネレータ上部左側に装着し，減圧バイアルを右側に装着することで溶出を行うタイプ。ミルキングを開始してしばらくすると減圧コレクティングバイアル中に無菌の過テクネチウム酸ナトリウム（^{99m}Tc）注射液が溶出される。

溶出用レバーを開けることにより，減圧コレクティングバイアルの陰圧に引かれた生理食塩水が，^{99}Moが吸着したアルミナカラムを通過する。このとき，娘核種である^{99m}Tcを^{99m}TcO$_4^-$として溶出する。

図5 標識キットによる^{99m}Tc放射性医薬品の調整

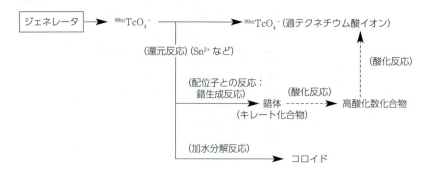

ジェネレータから溶出される^{99m}TcO$_4^-$は，+7価の安定な無機イオンである。これを+5，+4，+3，+1価などの低い酸化数まで還元することで化学的反応性が上がり，種々の化合物（配位子）と錯体（化合物の化学形の一つ）を形成できるようになる。還元剤として塩化第一スズ（SnCl$_2$）が一般的に使われている。

配位子と還元剤をバイアルに入れたキットに，ジェネレータから溶出した^{99m}TcO$_4^-$を注入し振とうすると，^{99m}Tc標識放射性医薬品を調整できる。多様な診断に使用するためさまざまな性質の配位子・錯体が開発されている。

例題 ①

Q 次の文章中に適切な数値，語句を入れよ。

^{99m}Tcは半減期（ ❶ 時間）が短く，シンチカメラに適したγ線（ ❷ ）[keV]を放出するため，核医学検査で多用される。
核分裂反応（ ❸ ）で製造された無担体に近い^{99}Moは，β$^-$壊変をして，87.7％が^{99m}Tcに，残りが直接Tcになる。生成した^{99m}Tcはさらに（ ❹ ）をして^{99}Tcになる。このため^{99}Moと^{99m}Tcは約60時間以上経過すると（ ❺ ）になる。
^{99m}Tcジェネレータでは，（ ❻ ）に吸着させたモリブデン酸イオン（^{99}MoO$_4^{2-}$）から生成する（ ❼ ）を（ ❽ ）を用いて溶出する。1週間以上にわたり繰り返し^{99m}Tcを得ることができる。この操作を（ ❾ ）という。

A ❶ 6　❷ 141　❸ ^{235}U$(n, f)^{99}$Mo
❹ 核異性体転移（IT壊変）　❺ 過渡平衡
❻ アルミナカラム　❼ TcO$_4^-$（過テクネチウム酸イオン）
❽ 生理食塩水　❾ ミルキング

例題 ②

Q ^{99}Moを吸着させたカラムから娘核種の^{99m}Tcを溶出するとき，^{99m}Tcを全量溶出した後に，カラム中に生成する^{99m}Tcの放射能が最大になる経過時間を求めよ。ただし，ln66 = 4.19，ln6 = 1.79 とする。

A

$$t_{\max} = \frac{\ln\left(\frac{\lambda_T}{\lambda_M}\right)}{\lambda_T - \lambda_M} = \frac{\ln\left(\frac{0.693/T_T}{0.693/T_M}\right)}{0.693\left(\frac{1}{T_M} - \frac{1}{T_T}\right)}$$

λ_T：^{99m}Tcの壊変定数
λ_M：^{99}Moの壊変定数

$$= \frac{T_M \times T_T (\ln T_M - \ln T_T)}{0.693(T_M - T_T)}$$

$$= \frac{66 \times 6 \times (4.19 - 1.79)}{0.693(66 - 6)} = 22.86$$

答：22.86時間後に最大となる。

おさらい

1 核反応

放射性核種の製造方法	⇒	①原子炉を用いる方法，②粒子加速器などを用いる方法，③ジェネレータを用いる方法の3種類がある
核反応（原子核反応）	⇒	（広義）入射粒子が標的核（ターゲット核）と衝突して起こる反応。散乱と吸収の両方
	⇒	（狭義）入射粒子の衝突の結果，ある核種が他の異なる核種に変換される反応。吸収の結果発生する①捕獲反応（例：中性子捕獲），②粒子放出反応（例：荷電粒子放出反応），③核分裂
核反応の形式	⇒	A(a, b)B，標的核Aに入射粒子（衝撃粒子）aが衝突して，励起された不安定な複合核を生成する。これが放出粒子bを出し，生成核（残留核）Bが生ずる
核反応とエネルギー	⇒	①Q値，②しきい値，③入射粒子が荷電粒子の場合は，クーロン障壁を乗り越える運動エネルギー，の3種類がある
しきい値	⇒	Q値が負のときに核反応を起こすために必要な入射粒子の運動エネルギー

2 放射性核種の製造

核分裂	⇒	ウランやプルトニウムなどの重い原子核が2つの原子核（核分裂片）に分裂する現象。自然に発生する自発核分裂と外部からエネルギーを受けて発生する誘導核分裂がある
核分裂収率	⇒	熱中性子による核分裂によって2つの中性子過剰型の核分裂片が生成される。分裂は非対称的で，質量数が90〜100と130〜140付近にピークがみられ，この確率を収率という
^{99}Moの製造方法	⇒	^{98}Mo(n, γ)反応と^{235}U(n, f)反応がある。前者は製造，処理は容易であるが，比放射能が低い欠点がある。後者は，処理が複雑になるが，高比放射能での製造が可能である
リイクロトロンによる製造	⇒	(p, xn)，(d, xn)，(α, xn) などの反応により，目的の放射性核種を無担体で製造できる。製造される核種は，陽子過剰型であることが多く，β^+，EC壊変を起こす短半減期の核種が多いことから，診断用途に合っている
核反応断面積（原子核断面積）	⇒	粒子の衝突・散乱過程において粒子どうしが相互作用する際に特定の過程が起こる確率を表す。核反応断面積は，核反応の起こりやすさを表し，弾性散乱，非弾性散乱，捕獲，粒子放出，核分裂などに分けられる
励起関数	⇒	核反応断面積と入射粒子のエネルギーの関係を関数として表したもの。励起関数は，核反応断面積の入射粒子エネルギー依存性を示す
照射時間と生成放射能	⇒	照射によって生成された核種は，同時に壊変していくので，放射性核種の製造では両者を考慮する必要がある

3 ジェネレータ

ミルキング	⇒	過渡平衡状態を利用して娘核種を親核種から繰り返し分離・抽出する操作。適当な時間を置くことで娘核種の溶出を繰り返し行うことができる。ミルキングを行う装置をジェネレータあるいはカウという
^{99}Mo-^{99m}Tcジェネレータ	⇒	^{99}Moをアルミナ（酸化アルミニウム）のカラムに吸着させ，生理食塩水を通すと，高純度，無担体，無菌の^{99m}Tcが得られる。ミルキングの後，約23時間で^{99m}Tcの放射能は最大

3章

放射性核種の分離
および純度検定

1 放射性核種の分離および純度検定

分離の必要性と特殊性

Term a la carte

＊1　ラジオコロイド
極微量（10^{-10}〜10^{-16}g）の放射性核種は，溶液に溶けていると思われるが，溶液中に分散して微粒子（直径10^{-9}〜10^{-7}m）を形成してコロイド状で存在する。このようなコロイドを「ラジオコロイド」という。ラジオコロイドはろ過，吸着，透析，電気泳動などの現象を利用して分離することができる。

＊2　クロマトグラフィ
物質には吸着する性質がある。この吸着能力は，吸着する物質と吸着される物質との関係によって異なる。この吸着能力を利用して混合物を分離する方法を「クロマトグラフィ」という。

＊3　担体
担体には，同位体担体と非同位体担体がある。
保持担体：共沈しないように溶液に残すために加える担体
スカベンジャ：目的核種を溶液に残し，不要な放射性核種を沈殿させる担体
捕集剤：目的核種を沈殿させるために用いる沈殿剤

＊4　比放射能
全同位体の質量に対する放射能の比。
例えば，リンの例で示すと

$$\frac{{}^{32}P[Bq]}{{}^{31}P[g]+{}^{32}P[g]} \fallingdotseq \frac{{}^{32}P[Bq]}{{}^{31}P[g]}$$

のように表される。

　原子炉および加速器などで製造された**放射性核種**は，いろいろな不純物が混ざっている。したがって，純粋な放射性核種を得るためには，**分離・精製**と**純度検定**が必要である。

　放射性核種の分離・精製法には**共沈法**，**溶媒抽出法**，**クロマトグラフィ**，**電気化学的方法**および**昇華・蒸留法**などがある。

　また，純度検定にはクロマトグラフィが最も有効である。

1 分離の必要性と特殊性

①放射性核種は，非常に高い放射能をもっているものでも質量は非常に小さく（10^{-6}g），天秤での測定はできない。このような量は**トレーサ量**という。トレーサ量の放射性核種はガラス容器や濾紙などに吸着したりして，**ラジオコロイド**＊1と呼ばれる性質を示すようになる。

　したがって，トレーサ量の放射性核種は共沈法，溶媒抽出法およびクロマトグラフィ＊2などの分離操作を行うときには，**担体**を加えて行われる。

②放射性核種は，**物理学的半減期**をもっている。したがって半減期の短い放射性核種は時間的因子を考えて分離操作を行わなければならない。

③法令に従って，管理区域内で，障害防止や予防規程を守って，放射性核種の分離操作を行わなければならない。

2 放射性核種の分離

　トレーサ量の放射性核種はラジオコロイド現象を生じ，通常の化学操作ができない。そこで担体を加えることによって，化学操作を可能にすることができる。ここで加える担体＊3としては，同じ元素の安定同位体と性質の似た安定同位体とがある。同じ元素の安定同位体は**同位体担体**といい，化学的分離ができないのに対して，似た安定同位体すなわち非同位体担体は化学的分離ができる。したがって，同位体担体は**比放射能**＊4が低下するが，非同位体担体の比放射能は低下しない。ここで加える担体には，役割によって**保持担体**，**スカベンジャ**および**捕集剤**がある。

100

2 共沈法

放射性核種の分離および純度検定

Term a la carte

*1 溶解度積
難溶性で電離性の固体ABの一部が溶媒に溶けて，固体AB，陽イオンA^+，陰イオンB^-の間に平衡が成立しているとき，両イオンの濃度の積 $[A^+][B^-]$ を「溶解度積」という。

反応式 $AgCl \rightleftharpoons Ag^+ + Cl^-$

平衡定数(K)

$$K = \frac{[Ag^+][Cl^-]}{[AgCl]}$$

AgClの濃度[AgCl]は一定であるので(難溶性)

$$K[AgCl] = [Ag^+][Cl^-]$$

となり

この $[Ag^+][Cl^-]$ を「溶解度積」という。

最もオーソドックスな放射性核種の分離法で，沈殿反応を利用して分離する方法である。沈殿は，**溶解度積**[*1]以上の濃度が必要である。また，必ず担体が必要となる。

共沈法には，目的とする放射性核種を沈殿させる場合と，沈殿と共沈させる場合の2通りがあり，前者は目的核種と同位体担体，後者は非同位体担体による方法である。

また分離目的以外の放射性核種を沈殿させ，分離目的の放射性核種を保持担体とともに溶液に残す方法もある。

1 共沈法の反応例

■ ^{90}Sr-^{90}Y から ^{90}Y の分離

^{90}Sr-^{90}Yを含む溶液50 mLに，1 mgの鉄を含む塩化第二鉄の溶液を加える。分離をよくするために1％の硫酸カリウムと担体として塩化ストロンチウム1 mgを加える。これらの母液を温浴上で70℃〜90℃に加温しながら，1.5モルピリジン水溶液をかき混ぜながら加えて沈殿をつくる。沈殿生成後10分以上沈殿を熟成してから分離する。

図1 ^{90}Yの分離

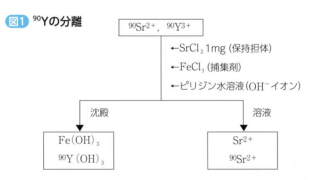

図2 クロロ錯体

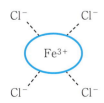

Fe(OH)$_3$と^{90}Y(OH)$_3$の分離は，塩酸溶液(6モル以上)を加え，鉄はクロロ錯体(FeCl$_4^-$)となり，ジイソプロピルエーテルと溶媒和して抽出されることにより，高純度の^{90}Yが得られる。

表1 水酸化第二鉄沈殿による共沈法

分離	Fe(OH)$_3$と共沈イオン	化学形	保持担体
$^{90}Y^{3+}$ - $^{90}Sr^{2+}$	$^{90}Y^{3+}$	$^{90}Y(OH)_3$	Sr^{2+}
$^{140}Ba^{2+}$ - $^{140}La^{3+}$	$^{140}La^{3+}$	$^{140}La(OH)_3$	Ba^{2+}
$^{35}SO_4^{2-}$ - $^{32}PO_4^{3-}$	$^{32}PO_4^{3-}$	Fe$^{32}PO_4$	SO_4^{2-}

■ 沈殿生成物と溶解度積

イオンを含む溶液に沈殿試薬を加えると，溶解度積の小さい化合物が沈殿物として生成する。

$$A_mB_n \rightarrow mA + nB \quad \text{なら}$$

$$[A]^m[B]^n = K_{AmBn} \quad （溶解度積）$$

【例】
塩化銀（AgCl） → 溶けたものはほぼ完全に電離して平衡状態となる。

$[Ag^+][Cl^-] = K_{AgCl}$
$AgCl（固体）+ aq（水溶液）\rightleftarrows Ag^+(aq) + Cl^-(aq)$ 平衡状態が成立する。

$[Ag^+]$と$[Cl^-]$の積は温度が変化しなければ一定である。

例題

Q $^{35}SO_4^{2-}$の廃液（SO_4^{2-}濃度：0.1モル）が1Lある。廃液中の$^{35}SO_4^{2-}$を塩化バリウムとして沈殿除去することにした。必要な塩化バリウムの量[g]はいくらか。ただし，BaとClの原子量はそれぞれ137.3および35.5とする。

A 沈殿反応は

$$Ba^{2+} + {}^{35}SO_4^{2-} \rightarrow BaSO_4\downarrow \quad \cdots\cdots(1)$$

反応式から右辺・左辺は1モル・1モルの反応
・廃液1Lには$^{35}SO_4^{2-}$が0.1モル存在
・(1)式から，少なくとも塩化バリウム（$BaCl_2$）が0.1モル必要
故に

$$\{137.3 + (35.5\times2)\} \times 0.1 \fallingdotseq 20.8[g]$$

答：20.8[g]

■ リン酸イオンと硫酸イオンの分離

塩化カリウム（KCl）に中性子を照射すると，$^{35}Cl(n, \alpha)^{32}P$ と同時に $F^{35}Cl$ $(n, p)^{35}S$ が起こり，^{32}P と ^{35}S が生じる。目的とする ^{32}P を得るには，^{35}S を分離しなければならない。そこで保持担体として硫酸ナトリウム〔Na_2SO_4〕を加え，酸性にして共沈剤として鉄（Fe^{3+}）溶液を加え，アンモニア水〔NH_4OH〕を加え水酸化第2鉄〔$Fe(OH)_3$〕を沈殿させる。溶液には不用な ^{35}S が硫酸イオン〔$^{35}SO_4{}^{2-}$〕として保持され，目的とする ^{32}P は水酸化第2鉄と共沈し，分離することができる。

表2 代表的な沈殿の溶解度積

化学形	溶解度積	化学形	溶解度積
$Fe(OH)_3$	7.1×10^{-40}	$Ca(OH)_2$	5.5×10^{-6}
$BaSO_4$	1.3×10^{-10}	$CaSO_4$	1.2×10^{-6}
$SrCO_3$	1.1×10^{-10}	$CaCO_3$	4.8×10^{-9}

■ 担体の化学形

担体を用いる場合の注意事項のひとつに化学形がある。通常，安定同位体が添加される場合が多いが，これは，化学的性質が同じであることが必要だからである。例えば，^{131}I のヨウ素酸イオン $[^{131}IO_3{}^-]$ の担体としては，化学形が同じ非放射性のヨウ素イオン $[IO_3{}^-]$ を加える必要があり，化学形の異なる非放射性のヨウ素イオン $[I^-]$ を加えても役立たない。

表3 代表的な沈殿反応

沈殿剤	沈殿物と色	イオン
$NaCl$	$PbCl_2$（白），Hg_2Cl_2（白），$AgCl$（白）	Pb^{2+}，$Hg_2{}^{2+}$，Ag^+
H_2S（酸性）	Hg_2S（黒），CuS（黒），Bi_2S_3（褐），Ag_2S（褐），PbS（黒），CdS（黄橙）	Hg^{2+}，Cu^{2+}，Bi^{3+}，Ag^+，Pb^{2+}，Cd^{2+}
H_2S（塩基性）	ZnS（白），NiS（黒），CoS（黒），MnS（赤橙）	Zn^{2+}，Ni^{2+}，Co^{2+}，Mn^{2+}
Na_2SO_4	$CaSO_4$（白），$SrSO_4$（白），$BaSO_4$（白），$PbSO_4$（白），$AgSO_4$（白）	Ca^{2+}，Sr^{2+}，Ba^{2+}，Pb^{2+}，Ag^+
アンモニア（NH_4OH）水	$Fe(OH)_3$（褐），$Al(OH)_3$（白）	Fe^{3+}，Al^{3+} など
$BaCl_2$	$BaSO_4$（白），$BaCO_3$（白），$Ba_2(PO_4)_2$（白），BaF_2（白）	$SO_4{}^{2-}$，$CO_3{}^{2-}$，$PO_4{}^{3-}$，F^-
$AgNO_3$	Ag_2CO_3（白），Ag_3PO_4（黄），$AgCl$（白），AgI（黄），$AgCN$（白）	$CO_3{}^{2-}$，$]PO_4{}^{3-}$，Cl^-，I^-，CN^-

例題

Q $^{133}BaCl_2$ の 0.1 mol/L 水溶液がある。これに次の溶液を加えると放射性の沈殿が生じるのはどれか。

- A. 0.1 mol/L 硫酸
- B. 0.1 mol/L 炭酸ナトリウム水溶液
- C. 0.1 mol/L 硫化ナトリウム水溶液
- D. 0.1 mol/L 水酸化ナトリウム水溶液

1. AとB　　2. AとC　　3. AとD　　4. BとD　　5. CとD

A
- A. 正しい。バリウムは次のように難溶性の硫酸バリウムを生成して沈殿する。
$$^{133}BaCl_2 + H_2SO_4 \rightarrow {}^{133}BaSO_4\downarrow + 2HCl$$
- B. 正しい。バリウムは次のように難溶性の炭酸バリウムを生成して沈殿する。
$$^{133}BaCl_2 + Na_2CO_3 \rightarrow {}^{133}BaCO_3\downarrow + 2NaCl$$
- C. 誤り。バリウムはアルカリ土類金属なので硫化物を生成しない。
- D. 誤り。塩化バリウムは水酸化ナトリウムと反応して水酸化バリウムとなるが水に良く溶解するので沈殿は生成しない。

答：1

放射性核種の分離および純度検定

溶媒抽出法

3

　相互に溶解性のない2つの相に放射性物質を入れると，その物質は2つの相の間に分配される。この分配の性質を利用する方法に溶媒抽出法がある。

　一般に目的とする放射性核種を含む水溶液から，水と混ざらない**有機溶媒**(エーテル，ベンゼン，クロロホルムなど)で抽出する方法である。抽出は，放射性核種が**水相**と**有機相**に分配することを利用して行い，分離を目的とする放射性核種が有機相に移るような抽出条件(酸の濃度や種類，pHなど)を設定して行う。

　このときの水相と有機相中の放射性核種の濃度の比を**分配係数**(D)といい，

$$D = \frac{C_o}{C_w}$$

ここで，C_oは有機相中の放射性核種の濃度で，C_wは水相中の放射性核種の濃度である。

で示され，Dの値が大きいほど有機相に多く抽出されたことになる。

　また有機相にどれだけ抽出されたかを示すのは**抽出率**であり，抽出率(E)は次式で示すことができる。

$$E\,[\%] = \frac{D}{D + \dfrac{V_w}{V_o}} \times 100$$

ここで，V_wは水相の溶量で，V_oは有機相の溶量で単位はミリリットル[mL]である。

1 分配係数の求め方

水相に溶けている薬物を有機溶媒で抽出する。薬物を溶かした水相を分液ロートに入れ，次に有機溶媒を入れ，よく振った後放置する。図1のように水相をビーカーに移し，有機相は別のビーカーに移す。このとき水相に残った薬物の濃度（0.01 mol/L）と有機相に移った薬物の濃度（0.1 mol/mL）の比を「分配係数D」といい，計算により求める。

$$D = \frac{0.1\,[\mathrm{mol/L}]}{0.01\,[\mathrm{mol/L}]} = 10$$

図1 分配係数

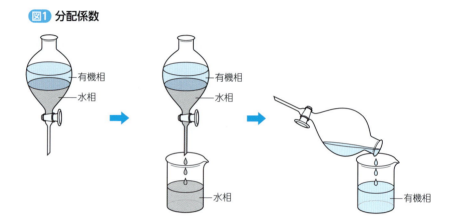

■ 鉄イオン〔Fe^{3+}〕のジイソプロピルエーテルによる抽出

リン酸イオンと硫酸イオンの分離の際，水酸化第2鉄の沈殿と共沈した^{32}Pを取り出すにはFe^{3+}を除かなければならない。そこでこのアルカリ性の水酸化第2鉄の沈殿溶液を6M以上の塩酸で酸性として，ジイソプロピルエーテルで抽出すれば鉄イオン〔Fe^{3+}〕は，**ジイソプロピルエーテル**[*1]に抽出することができ，^{32}Pを水相に残すことで，鉄イオンを除去することができる（共沈法の例を参照）。

溶媒抽出法の特徴としては，酸化数は変化せず，互いに溶け合わない溶媒を利用し，水より重い有機溶媒（クロロホルム，四塩化炭素など）が使用できる点にある。また，目的物を有機相に抽出しやすくするために，誘電率の高い有機溶媒と溶媒和させて抽出する方法，キレート剤を加えて金属キレートを生成させて有機溶媒に抽出させる方法，溶存イオンと反対電荷をもつ大きなイオンと結合させる方法などがある。

Term a la carte

[*1] ジイソプロピルエーテル

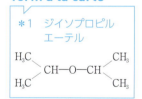

例題 ①

Q 水-有機相においてBr$_2$の分配比(D):40である。50 MBqの^{82}Br$_2$を含む水相を同容量の有機相で抽出した。水相に残る^{82}Br$_2$の放射能はいくらか。

A1 水相に残る^{82}Br$_2$の放射能 → C_w
有機相に抽出された^{82}Br$_2$の放射能 → C_o

$$50 - C_w = C_o$$
$$D = \frac{C_o}{C_w} \rightarrow 40 = \frac{50 - C_w}{C_w}$$
$$C_w = 50 \times \frac{1}{40 + 1} = 1.22 \,[\text{MBq}]$$

A2 (別解)

$$E = \frac{D}{D+1} \quad E = \frac{40}{40+1} = 0.975$$

有機相: $50 \times 0.975 = 48.78$
水相に残る放射能: $50 - 48.78 = 1.22\,[\text{MBq}]$

例題 ②

Q ある有機化合物を溶媒抽出する場合，放射性化合物の有機相中の濃度が水相の濃度の10倍であった。この化合物の放射能が100 MBqであったとき，その95 MBqが有機相に抽出された。このとき，有機相(o)，水相(w)の容積比(V_o/V_w)の値はいくらか。

A 分配比Dは，

$$D = \frac{C_o}{C_w} = \frac{M_o}{V_o} \div \frac{M_w}{V_w}$$

C_oとC_w：有機相と水相の放射能濃度
M_oとM_w：有機相の中の水相の中の放射性化合物の量
V_oとV_w：有機相と水相の容積
設問で与えられた数値を式に代入する。

$$10 = \frac{95}{V_o} \div \frac{5}{V_w}$$

変形すると $\dfrac{V_o}{V_w} = \dfrac{1}{10} \times \dfrac{95}{5} = 1.9$

4 放射性核種の分離および純度検定
クロマトグラフィ

　トレーサ量の放射性核種は物に**吸着**するという性質がある。吸着する物（吸着剤）にはペーパー，シリカゲル，アルミナやイオン交換樹脂などがある。この吸着剤に放射性核種を含む溶液や気体を接触移動させると，移動度に差を生じ分離することができる。

　ペーパークロマトグラフィ，**薄層クロマトグラフィ**，**カラムクロマトグラフィ**，**ガスクロマトグラフィ**および**イオン交換法**などがある。

1 ペーパークロマトグラフィ

　ペーパークロマトグラフィは，吸着剤として**ろ紙**を用いた方法である。方法は短冊状のろ紙の下方に試料を吸着させ，このろ紙を円筒形のガラス容器に入れ，最後にフタをする。時間の経過とともに，展開溶媒は毛細管現象によりろ紙上を上昇する。展開溶媒の上昇に伴って試料も上昇するが，試料に含まれる物質は移動度の差によっていくつかのスポットを生じる。このスポットが試料の構成成分である。

図1 ペーパークロマトグラフィ

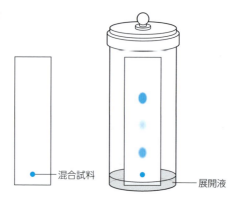

混合試料　　展開液

　データ処理は**Rf値**(flow rate)を比較することにより行う。

$$\text{Rf値} = \frac{\text{原点から放射性核種の移動した距離}(b)}{\text{原点から溶媒先端までの距離}(a)}$$

図2 移動率

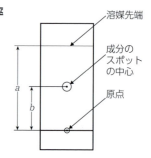

また、ペーパークロマトグラム（展開後のろ紙）をX線フイルムによるオートラジオグラムにより比較することもできる。

2 薄層クロマトグラフィ

ペーパークロマトグラフィのろ紙の代わりに**薄層板**を用いて分離を行うのが薄層クロマトグラフィである。薄層板は吸着剤であるシリカゲルやアルミナを、ガラス板やアルミ箔の上にコーティングしたものである。原理的にはペーパークロマトグラフィと同じであるが、**分取**することができる点が異なる。

シリカゲルやアルミナ(吸着剤)などの細かい粉末でガラス板やアルミ箔の上に薄い層をつくった薄層板を用いる。ペーパークロマトグラフィと同様にRf値で比較する。

図3 薄層クロマトグラフィ

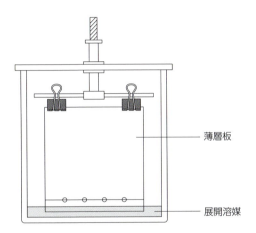

Rf値は用いた展開溶媒、溶質の組合せ(組成)によって異なり、したがって同一物質でも展開溶媒が違えばRf値も違ってくる。

3 カラムクロマトグラフィ

　カラムクロマトグラフィは吸着剤をカラムに詰めて用いるクロマトグラフィである。吸着剤には，薄層クロマトグラフィと同様にシリカゲルやアルミナが用いられる。分離したい混合物は適当な溶媒に溶かして溶液とし，カラムの最上部に吸着させる。カラムの上部に適当な展開溶媒を注ぎ，カラムの下部から流出する溶液をフラスコに集める。

■ 実験例① 成分 A，B，C の分離

　ガラス製のクロマトカラムの底部に脱脂綿などを置き，その上に吸着剤（シリカゲルなど）をいれる。混合物は吸着剤の上部に吸着させ，適当な溶媒で溶出する。下部のコックを開き図4のようにして分取する。このようにしてA，B，Cを分離することができる。

図4 カラムクロマトグラフィ

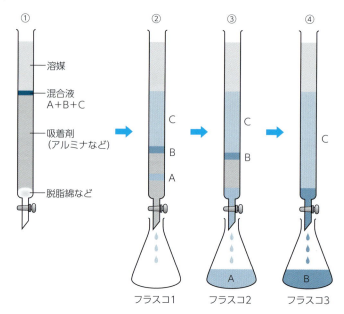

■ 実験例② 過テクネチウム酸ナトリウムの分離

　診断薬として用いられている過テクネチウム酸ナトリウム〔$Na^{99m}TcO_4$〕は，モリブデン酸アンモニウム〔$(NH_4)_2{}^{99}MoO_4$〕をアルミナが充填されているカラムの上部に吸着させ，生理食塩水を溶媒として上から流していくと，その過程でモリブデン酸アンモニウム中の^{99}Moは壊変し，過テクネチウム酸ナトリウム中の^{99m}Tcとして溶離してくる。このような装置を**ジェネレータ**という。また，^{99}Moを雌牛（カウ），^{99m}Tcを牛乳（ミルク）に例えて**カウアンドミルクシステム**と呼ばれることもある。

4 ガスクロマトグラフィ

　ガスクロマトグラフィは，カラムクロマトグラフィで用いた液体試料を気体とし，展開溶媒の代わりに気体を用いたものである。吸着剤をらせん状のカラムに詰めて用いる。

　試料を適当な溶媒に溶かして溶液とし，加熱された試料室に注射器で注入する。注入された試料は気化し，不活性気体（窒素，ヘリウムなど）によってカラムに送られ，検出器に達する。カラムの中の吸着剤により図5のように分離される。

図5 ガスクロマトグラフィ

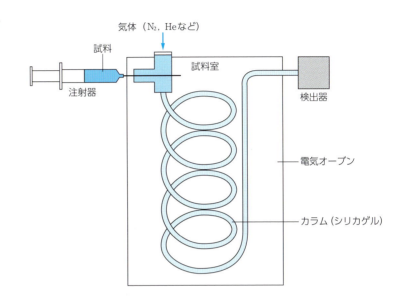

図6 分離例

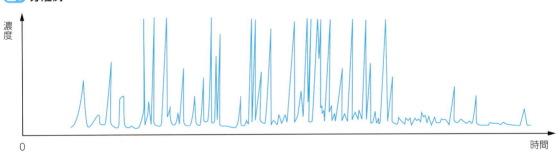

　図6の横軸は時間で，**保持時間**という。保持時間は試料を注入してから，検出するまでの時間である。温度，吸着剤，流出気体の流速が一定であれば，同じ試料は同じ保持時間となる。このことを利用して試料の同定ができる。

5 イオン交換クロマトグラフィ

イオン交換樹脂の固相粒子表面で，イオンの交換を行うクロマトグラフィを**イオン交換クロマトグラフィ**という。

図7 イオン交換樹脂の骨格

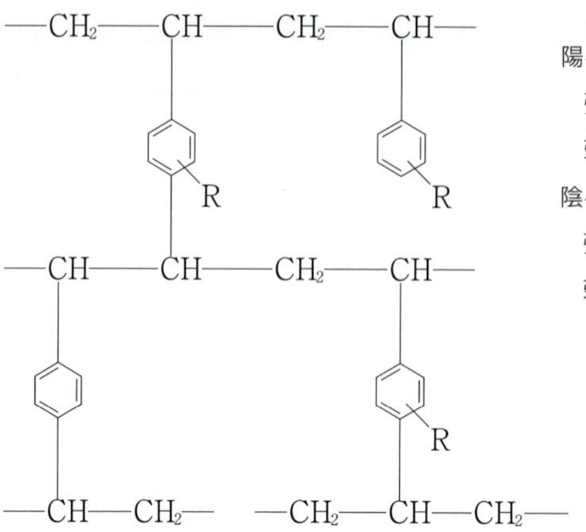

陽イオン交換樹脂	R（交換基）
強酸性	$-SO_3H$
弱強酸性	$-COOH$
陰イオン交換樹脂	R（交換基）
強塩基性	$-CH_2N^+R_3OH^-$
弱塩基性	$=NH$　$-NH_2$

スチレン・ジビニルベンゼン共重合体の例
（アクリル酸・ジビニルベンゼン共重合体なども用いられている）

イオン交換樹脂により，**図8**のように陽イオンの交換，陰イオンの交換が生じる。

図8 イオン交換の原理

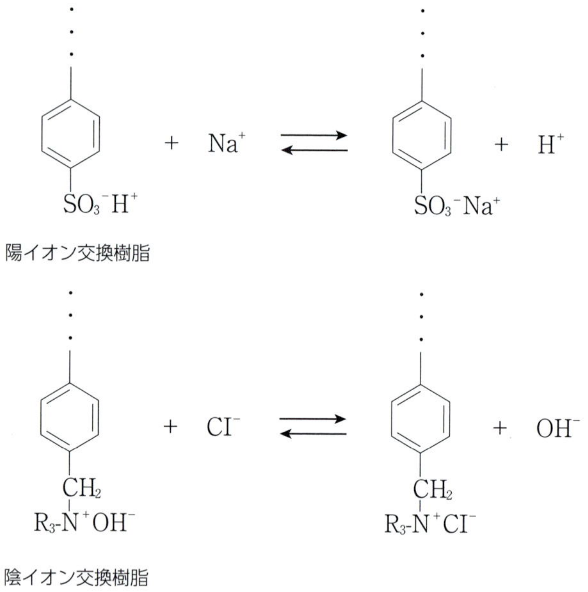

陽イオン交換樹脂

陰イオン交換樹脂

■ 分離例① 海水から真水を取り出す

陽イオン交換樹脂と陰イオン交換樹脂の両者をつめたカラムに海水を注入すると，海水中のNa$^+$イオンはH$^+$イオンに，Cl$^-$イオンはOH$^-$イオンに交換されてH$^+$とOH$^-$すなわち水となる。

図9 イオン交換の分離例

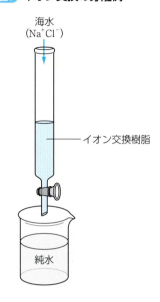

■ 分離例② 陰イオン交換樹脂に対する金属イオン(Fe^{3+}, Co^{2+}, Ni^{2+})吸着

金属イオン(Fe^{3+}, Co^{2+})は塩化物イオン〔Cl$^-$〕と錯イオン〔FeCl$_4^-$, CoCl$_4^{2-}$〕をつくり，陰イオンとなって陰イオン交換樹脂に吸着される。陽イオンまたは陰イオンとして存在する金属イオンの相対的な量は塩化物イオンの濃度によって決まる。塩化物イオンの濃度が大きいと金属イオンは錯イオンになりやすい。金属イオンによって錯イオンを形成するものとしないものがある。例えば6 M HClでは亜鉛はほとんどZnCl$_4^{2-}$の形で存在するが，ニッケルは主としてNi^{2+}として存在する。

今，Co^{2+}, Fe^{3+}, Ni^{2+}の混合物を12 MのHCl中に入れると，図10の陰イオン交換吸着曲線からCo^{2+}とFe^{3+}は陰イオンの形になるがNi^{2+}はならないので陰イオン交換樹脂に流すとCoとFeは樹脂に吸着されるが，Niは樹脂を通過することがわかる。CoとFeが吸着されている樹脂に4 M HClを流すとコバルト錯イオンの解離が起こり，Co^{2+}のイオンが流出してくるが，鉄の錯イオンは樹脂に吸着されている。このようにして塩化物イオンの濃度を減らして，樹脂に吸着されない陽イオンに変えて分離する。

図10 塩酸溶液中におけるFe，Ni，Co陰イオンの陰イオン交換吸着曲線

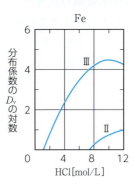
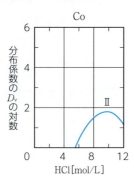
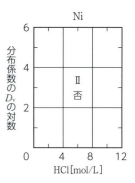

例題

図10はFe(Ⅱ，Ⅲ)およびCo(Ⅱ)の塩酸溶液と陰イオン交換樹脂の間の分配係数K(固相/液層)を示している。塩酸溶液中の^{59}Fe，^{60}Coの分布挙動に関する次の記述のうち，正しいものの組み合わせはどれか。

A．塩酸濃度を4 mol/Lとして陰イオン交換樹脂カラムに流すと，^{60}Co(Ⅱ)はほとんど通過する。

B．塩酸濃度を10 mol/Lとして陰イオン交換樹脂カラムに流すと，^{59}Fe(Ⅲ)はほとんど通過する。

C．Fe(Ⅲ)をすべてFe(Ⅱ)に還元すると，^{59}Feは陰イオン交換樹脂により強く吸着する。

D．^{59}Fe(Ⅲ)と^{60}Co(Ⅱ)を吸着した陰イオン交換樹脂に8 mol/Lの塩酸を流すと，^{59}Feを分取することができる。

E．^{59}Fe(Ⅱ)と^{60}Co(Ⅱ)を吸着した陰イオン交換樹脂に3 mol/Lの塩酸を流すと，^{59}Feと^{60}Coの両方を溶離することができる。

1. **AB**のみ　　2. **AE**のみ　　3. **BC**のみ　　4. **CD**のみ　　5. **DE**のみ

答：2

6 高速液体クロマトグラフィ

高速液体クロマトグラフィ(High Performance Liquid Chromatography：HPLC)は液体の移動相をポンプなど使用して加圧してカラム内を高速で通過させ，分析種を固定相および移動相との相互作用の差を利用して高性能に分離する。

■ HPLCの構成

HPLCはポンプ，インジェクター，カラム，検出器およびデータ処理装置で構成される(図11)。

移動相溶媒の送液にはポンプを使用し，溶媒を送液することで試料成分を検出器に送る。試料の注入にはインジェクターやオートサンプラーを用いる。分離にはカラムを用い，安定な分離を行うためにカラムを定温にするオーブンを使用することがある。検出器は分離した成分検知する。検出器の種類により検出成分が異なる。

図11 HPLCの装置構成

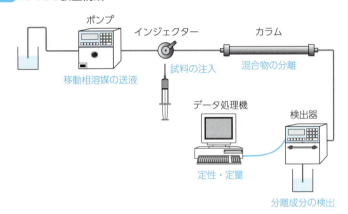

(HPLCの基礎(2)HPLCの装置構成　https://www.jasco.co.jp/jpn/technique/internet-seminar/hplc/hplc2.html　より引用)

■ 検出器の種類

目的に応じさまざまな検出器があり，紫外可視分光検出器，PDA検出器，示差屈折率検出器，蛍光分光検出器，電気化学検出器，電気伝導度検出器，質量分析検出器，旋光度検出器，円二色性検出器，蒸発光散乱検出器など，さまざまなものがある。

■ 原理

分離は，試料成分のカラムに対する相互作用の大きさの違いを利用する。相互作用の小さいものから大きいものへと溶出する。相互作用としては吸着，親水性相互作用，疎水性相互作用，電気親和力，浸透・排除による作用などがある。

■ 分離モードとカラムの種類

　有機溶媒を移動相として吸着により脂溶性成分で構成される試料を分離する。分析する順相カラム，水/メタノール系の溶媒を移動相として，疎水性相互作用を利用してさまざまな試料を分離する逆相カラム，細孔を利用して，試料成分を分子の大きさ順に分離するGPC用カラム，電気的親和力によって，イオン成分を分離するイオン交換カラムなど，分離モードによってさまざまなカラムがある（表1）。

　分離モードは主に順相と逆相があり，性格がまったく異なる。極性の高いカラムに極性の低い溶媒を流し，極性の低い成分から極性の高い成分を溶出させるモードが順相クロマトグラフィで極性の低いカラムに極性の高い溶媒を流し，炭素鎖の短い成分から炭素鎖の長い成分を溶出させるモードが逆相クロマトグラフィで最も頻繁に利用されるのは逆相クロマトグラフィである。

表1 分離モードとカラムの種類

モード	固定相	移動相	相互作用	特徴
順相	シリカゲル	有機溶媒	吸着	脂溶性成分の分離
逆相	シリカC_{18}（ODS）	水/MeOH	疎水性	最も良く利用される手法
GPC（非水系）	ポリマー	有機溶媒	ゲル浸透	分子量分布測定
GFC（水系）	親水性ポリマー	緩衝液	ゲル浸透	生体高分子の分離
イオン交換	イオン交換体	緩衝液	電気親和力	イオン性成分の分離

5 その他の分離法

放射性核種の分離および純度検定

1 電気化学的方法(イオン化傾向)

金属を酸に入れると金属イオンとなって溶出する。しかし，金や白金のようになかなか溶けないものもある。金属の間でイオンになるときのなりやすさの順を表としたものが**イオン化傾向**である。イオン化傾向の大きい金属ほどイオンになりやすい(図1)。

図1 イオン化傾向

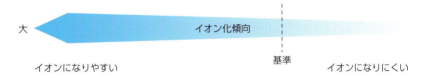

$^{64}Zn(n, p)^{64}Cu$の反応によってつくられた^{64}Cuを分離するのに，ターゲットを硫酸に溶かし，これに亜鉛棒を浸し，亜鉛棒の表面に銅を析出させて分離する。

図2 金属のイオン化

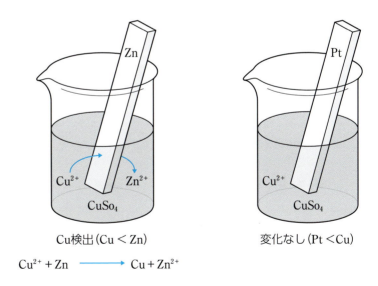

Cu検出(Cu < Zn)　　　　変化なし(Pt < Cu)

$Cu^{2+} + Zn \longrightarrow Cu + Zn^{2+}$

ZnとCuを比較するとZnのほうが銅よりイオン化しやすい。したがってCuSO$_4$溶液に亜鉛棒を入れると亜鉛がイオン化し銅イオンは銅となる。

CuSO$_4$溶液にPt棒を入れても，変化は起こらない。すなわち，銅のほうが白金よりイオンになりやすいからである。

この反応は生成した^{64}Cuが硫酸に溶解して，^{64}CuSO$_4$となる。この^{64}CuSO$_4$の水溶液に亜鉛棒を入れると亜鉛棒は溶け出し，同時に亜鉛棒の表面に金属の銅〔Cu〕が析出してくる。この現象はZn^{2+}が亜鉛棒上に2個の電子を残し，この電子が銅イオン〔Cu^{2+}〕に移動して金属銅が析出した。すなわち銅イオンが還元されて金属の銅となった。

例題

Q ^{64}CuSO$_4$と^{65}ZnSO$_4$を含む水溶液に表面を研磨した鉄板，銅板，亜鉛板をそれぞれ入れた場合に生じる反応として正しい組み合わせはどれか。

A. 鉄板に^{65}Znが析出する。

B. 鉄板に^{64}Cuが析出する。

C. 銅板に^{65}Znが析出する。

D. 亜鉛板に^{64}Cuが析出する。

A **A**：誤り。イオン化傾向は鉄のほうが亜鉛Znより小さいので，亜鉛イオンの水溶液に鉄を入れても^{65}Zn^{2+}は鉄板に析出しない。

> イオン化傾向：「貸そうかな，まあ当てにすんなひどすぎる借金」
> K CaNa MgAl Zn Fe Ni Sn Pb H CuHgAg Pt Au

B：正しい。イオン化傾向は銅のほうが鉄より小さいので，銅イオンの水溶液に鉄板を入れると^{64}Cu^{2+} + Fe → ^{64}Cu↓ + Fe^{2+}となり，鉄板に銅が析出する。

C：誤り。イオン化傾向は銅のほうが亜鉛より小さいので，亜鉛イオンの水溶液に銅板を入れても^{65}Zn^{2+}は析出しない。

D：正しい。イオン化傾向は，銅のほうが亜鉛イオンの水溶液に亜鉛より小さいので銅イオンの水溶液に亜鉛板を入れると，^{64}Cu^{2+} + Zn → ^{64}Cu↓ + Zn^{2+} となり，亜鉛板に銅が析出する。

答：**B**，**D**

2 電気泳動法

　静電引力によって陽イオンは陰極に引き付けられ，陰イオンは陽極に引き付けられる。この現象を利用したのが**電気泳動法**で，混合物の分離に用いられている。

　電解質溶液中のイオンは電場をかけると，その電荷の大きさ，粒子の形，大きさに応じて，ある速度をもって荷電符号と反対側の電極に向かって移動する。イオンによる泳動速度が異なることを利用した分離法である。

図3 電気泳動の例

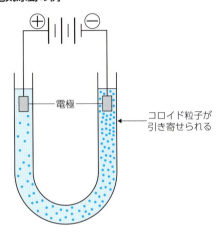

　U字管にラジオコロイド溶液を入れ，電極を浸して直流電圧をかけると，コロイド粒子が正電荷または負電荷を帯びていて，反対符号の電極に引き寄せられ電気泳動が起こる。

　イオンの泳動する速度を**イオン移動度**という。イオン移動度はイオンの価数，イオンの大きさ，溶媒との親和性などによって異なる。

3 ラジオコロイド法

溶液中に超低濃度で含まれる放射性核種は，その物質の溶解度よりもはるかに低い濃度であるにもかかわらず，コロイドのような挙動を示す。このような放射能を持ったコロイド粒子はラジオコロイドとよばれ，超低濃度の放射性元素にみられる特異的性質のひとつである。

そのため，トレーサ濃度の放射性物質は，コロイド粒子を形成し，ろ過，吸着，沈降，遠心分離，透析，電気泳動などによって分離・精製することができる。

■ 分離例

^{90}Sr は β 壊変して ^{90}Y になるので，Sr の濃度を 0.5 モルにして塩酸溶液を希アンモニア溶液で pH9 にしてろ紙でろ過する。^{90}Y はろ紙上に残る。ろ紙に吸着された ^{90}Y は希塩酸で溶出する（図4）。

図4 ラジオコロイド法による ^{90}Sr^{2+} と ^{90}Y^{3+} の分離

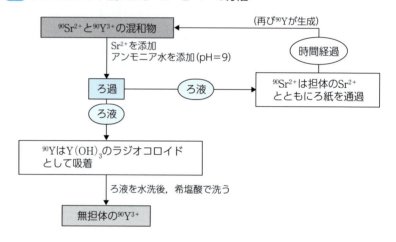

4 昇華・蒸留法

固体が気体になることを**昇華**といい，液体が気体になることを**蒸発**という。これらは冷却すると元の固体や液体になる。この原理を利用したものが，昇華・蒸留法である。長所は，選択性が高く，無担体分離が可能，遠隔操作ができる点で，短所は放射能汚染が生じやすいことである。

5 ジラード-チャルマー(Szilard-Shalmers)法(ホットアトム)

ヨウ化エチル($CH_3CH_2{}^{127}I$)に中性子を照射すると，^{127}Iが^{128}Iになり，ヨウ素^{128}Iのみが得られる。この反応は$CH_3CH_2{}^{127}I$に中性子を照射するとγ線を放出して，$CH_3CH_2{}^{128}I$となり，ホットアトム効果で炭素ヨウ素間の結合($C-{}^{128}I$)が切れて，^{128}Iのイオンが無担体で得られる方法である。この反応はジラードとチャルマーによって見いだされ，**ジラード-チャルマー(Szilard-Shalmers)法**として^{128}Iの無担体分離法に利用されている。

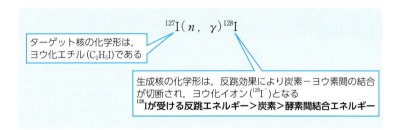

■ 反跳エネルギーによる化学形の変化
ヨウ化エチル(C_2H_5I)の^{127}Iをターゲットに中性子を照射する。

■ 化学形の変化による溶解性の違い
分液ロート中で水と振り混ぜる。

ターゲット核
ヨウ化エチル(C_2H_5I)：水に難溶性，ほとんどの有機溶媒には溶解
→ 水と振り混ぜても水相へ移行しない。

生成核
ヨウ化物イオン($^{128}I^-$)：水に易溶性
→ 水に振り混ぜると水相へ移行する。

例 題

Q 次の記述のうち，ホットアトム効果による現象として正しいのはどれか。
  A．ヨウ化エチルを中性子照射したのち，水を加えて振とうすると放射性ヨウ素が水相中に移った。
  B．安息香酸と炭酸リチウムを混和して中性子照射すると，トリチウムで標識された安息香酸が得られた。
  C．^{90}Sr を含む Sr^{2+} の水溶液をろ過すると ^{90}Y がろ紙に捕集された。
  D．クロム酸カリウムを中性子照射したのち，水に溶解し陽イオン交換樹脂カラムに流すと $^{51}Cr^{3+}$ が樹脂に捕集された。

A ホットアトムとは，中性子など照射して反跳エネルギーを得て反応性に富む放射性原子となったものである。
  A：正しい。ヨウ化エチル（CH_3CH_2-I）を熱中性子照射した後，水で抽出すると，
     $^{127}I(n, \gamma)^{128}I$ の核反応で結合が切断して生成した ^{128}I の大部分が水相に検出される。
     $^{128}I^* \rightarrow {}^{128}I + \gamma$ において，γ 線を放出に伴って ^{128}I が反跳してエネルギーを得る。
  B：正しい。安息香酸と炭酸リチウムを混合し，中性子照射すると，$^6Li(n, \alpha)^3H$ の核反応で生成したトリチウムが安息香酸を標識する。
  C：誤り。$^{90}Sr \rightarrow {}^{90}Y$ は，半減期28.74年，β^- 壊変して半減期64.1時間の β^- 放出体の ^{90}Y となるが，外部から放射線を照射したものではなく自然壊変に伴うものでホットアトム効果ではない。
  D：正しい。クロム酸カリウム（K_2CrO_4）は，中性子照射によって，結合が切断されて $^{51}Cr^{3+}$ が生成して，陽イオン効果樹脂カラムで分離捕集される。

  答：A，B，D

おさらい

1 分離の必要性と特殊性

分離	⇒	原子炉・加速器で製造された放射性核種は，不純物が混入しているので分離する
放射性核種	⇒	天秤で量れないほど微量
ラジオコロイド現象	⇒	吸着や共沈
担体	⇒	保持担体，スカベンジャ，捕集剤

2 共沈法

共沈法	⇒	必ず担体を用いる
溶解度積	⇒	両イオンの濃度の積 $[A^+][B^-]$ をいう
沈殿	⇒	アンモニア水と Fe^{3+}，Al^{3+} から $Fe(OH)_3$，$Al(OH)_3$ が生成
捕集剤	⇒	必要とする微量の放射性核種を沈殿させるための主成分

3 溶媒抽出法

溶媒抽出法	⇒	水と油のように混じり合わない
分配係数	⇒	水相の濃度$[mol/L]$と有機相の濃度$[mol/L]$の比
抽出率(E)	⇒	$$E = \frac{分配係数}{分配係数 + \dfrac{水相の容量}{有機相の容量}} \times 100$$

4 クロマトグラフィ

ペーパークロマトグラフィ	⇒	吸着剤としてろ紙(ペーパーストリップ)を用いる
	⇒	展開溶媒を用いる
	⇒	データ処理はRf値を求める
薄層クロマトグラフィ	⇒	吸着剤としてシリカゲルやアルミナを用いる
	⇒	展開溶媒を用いる
	⇒	データ処理はRf値を求める
	⇒	分取することができる
カラムクロマトグラフィ	⇒	カラムを用いる
	⇒	吸着剤(シリカゲル,アルミナ)をカラムに入れる
	⇒	溶媒を流してフラスコで分取する
ガスクロマトグラフィ	⇒	吸着剤はシリカゲル
	⇒	移動層として不活性気体(窒素,ヘリウム)を用いる(キャリアーガス)
高速液体クロマトグラフィ	⇒	カラムはシリカC_{18}(ODS)
	⇒	逆相分離モードが最も多く利用
	⇒	移動相溶媒の送液にポンプを使用
イオン交換法	⇒	イオン交換樹脂を用いる
	⇒	溶離液を用いる
	⇒	交換基:陽イオン交換基,陰イオン交換基

5 その他の分離法

電気化学的方法	⇒	イオン化傾向:酸化還元反応
電気泳動法	⇒	イオン移動度:イオンの泳動する速度
	⇒	電解質溶液(電解液)
ラジオコロイド法	⇒	吸着(ラジオコロイド現象)
昇華,蒸留法	⇒	気化しやすい元素や化合物
ジラード-チャルマー(Szilard-Shalmers)法	⇒	無担体のヨウ素

4章
放射性標識化合物

1 放射性標識化合物

標識化合物とは

Term a la carte

＊1　標識化合物
**　　（ラベル付化合物）**
化合物を構成している原子の1つまたは複数を放射性核種で置き換えて目印を付けた化合物。1つの分子の中に放射性核種が2カ所以上含まれる標識化合物を多重標識化合物という。

＊2　質量分析計
質量電荷比を電気的に測定する装置で，同位体存在量や化学分析に使用されている。

＊3　トレーサ（追跡子）
ある物質の行動を追跡するのに用いられる他の物質で，調べる物質と同じ動きをとり，区別できるもの。

　標識化合物[＊1]は有機化学や生化学で用いられ，有機反応機構の解明や代謝経路の追求などに非常に有効な手段となっている。また標識化合物は一般的な物質の移動や分布状態を知ることもできる。**質量分析計**[＊2]を用いれば，それらの安定同位体をトレーサ[＊3]として利用することもできる。

　例えば，カルボン酸のエステルは，カルボン酸とアルコールから水が取れて生成する。このとき取れた，水の酸素（O）は，カルボン酸の酸素（O）なのかアルコールの酸素（O）なのか。そのままではわからない。

$$R_1—C—OH + HO—R_2 \longrightarrow R_1—C—O—R_2 + H_2O$$

$$\quad\;\;\| \qquad\qquad\qquad\qquad\qquad\quad \|$$

$$\quad\;\;O \qquad\qquad\qquad\qquad\qquad\quad O$$

カルボン酸　　　アルコール　　　　　　　　　エステル　　　　　　水

　しかし，酸素（O）を^{18}Oで標識したカルボン酸を用いれば，酸素18（^{18}O）で置換された水が得られる。

$$R_1—C—{}^{18}OH + HO—R_2 \longrightarrow R_1—C—O—R_2 + H_2{}^{18}O$$

$$\quad\;\;\| \qquad\qquad\qquad\qquad\qquad\quad \|$$

$$\quad\;\;O \qquad\qquad\qquad\qquad\qquad\quad O$$

　このことから，エステルの合成の際に取れる水の酸素はカルボン酸由来の酸素であることがわかる。

　この章では，オートラジオグラフィ（第5章）や同位体希釈法（第5章）などで必要となる放射性の標識化合物や，核医学検査で使用される放射性の標識化合物，すなわち放射性医薬品や放射性薬剤の合成に関連した標識化合物の合成法を示すことにする。また，以降は，放射性の標識化合物のことを単に標識化合物と呼ぶことにする。

　標識化合物は市販品もあるが，自分の実験目的に適合した標識化合物の合成が必要になることがある。標識化合物の合成は通常の有機化学反応と同じだが，放射性核種の取扱という特殊性により被ばくという観点から，取り扱う量を少なくするとか，反応時間を短縮しなければならないこととか，身の安全を考慮しなければならない。そのため合成はできるだけ簡単で収率のよい方法を検討し，放射性核種は最終段階で導入する必要がある。

　合成法には，**化学的合成法**，**生合成法**，**同位体交換法**，**ホットアトム法**（反跳標識法）があり，また代表的な化学的合成法には，**ウィルツバッハ法**，**スズ還元法**，グリニャール合成法および**放射性ヨウ素の蛋白標識法**などがある。

126

2 標識化合物の合成法

2 放射性標識化合物

標識化合物の合成法

4章

放射性標識化合物

1 化学的合成法

化学的合成法は最も一般的な合成法で，化学合成反応を利用して標識化合物を合成する方法である。**標識核種の種類**（^{14}C, ^{3}H, ^{35}Sなど），**標識の位置**，**標識の数**および**比放射能**などを計画的に操作できる。また合成は短時間で収率よく高比放射能の標識化合物を得ることができる。一般的に生合成法に比べ収率が高く，短時間での標識が可能である。しかし，複雑な化合物の合成は手数と時間がかかるため難しい。代表的な化学的合成法に，ウィルツバッハ法，スズ還元法，グリニャール合成法および放射性ヨウ素の蛋白標識法などがある。

■ ^{14}C標識化合物の合成（グリニャール合成法）

^{14}Cは**炭酸バリウム**（$Ba^{14}CO_3$）の化学形で市販されている。炭酸バリウムを酸で処理して炭酸ガス（$^{14}CO_2$）を発生させ，これを**グリニャール試薬**[*1]と反応させ有機酸[*2]を作る。また，炭酸ガス（$^{14}CO_2$）を還元[*3]してアルコールを作る。これら酸やアルコールを基にしていろいろな標識化合物に誘導することができる。

①酢酸の合成

$$CH_3MgI \xrightarrow{^{14}CO_2} CH_3{}^{14}COOMgI \xrightarrow{加水分解} CH_3{}^{14}COOH$$

$$^{14}CO_2 \xrightarrow{LiAl^3H_4} {}^{14}CH_3OH \xrightarrow{HI} {}^{14}CH_3I \xrightarrow{KCN}$$

$$^{14}CH_3CN \xrightarrow{加水分解} {}^{14}CH_3COOH$$

②エタノールの合成

$$^{14}CH_3COOH \xrightarrow{CH_3CH_2OH} {}^{14}CH_3COOCH_2CH_3 \xrightarrow{LiAlH_4} {}^{14}CH_3CH_2OH$$

Term a la carte

＊1　グリニャール試薬
ハロゲン化アルキル（RX）と金属マグネシウム（Mg）を無水エーテル中で反応させることにより得られる有機金属試薬の1つ。RMgXで表される。

＊2　有機酸
有機化合物の中で酸性を示すもの。無機酸に対して有機酸という。一般に，酢酸などのカルボン酸RCOOHをさす場合が多い。

＊3　還元
狭義では，酸化物から酸素を取り去ること。広義では，ある化合物が酸素を失うか，水素を得るか，電子を得るような変化をさす。

③アミノ酸の合成

$$(CH_3)_2CHCH_2CH_2MgBr \xrightarrow{^{14}CO_2} (CH_3)_2CHCH_2CH_2{}^{14}COOMgBr$$

$$\xrightarrow{H_2O} (CH_3)_2CHCH_2CH_2{}^{14}COOH \xrightarrow{Br_2} (CH_3)_2CHCH_2\underset{\overset{|}{Br}}{CH}{}^{14}COOH$$

$$\xrightarrow{NH_3} (CH_3)_2CHCH_2\underset{\overset{|}{NH_2}}{CH}{}^{14}COOH$$

■ ³H標識化合物の合成

^{3}Hはトリチウム水(^3H_2O)の化学形で市販されている。これを水や水素($^3H_2$)ガスの化学形で反応させる。トリチウム水をグリニャール試薬と反応させたり，水素($^3H_2$)を二重結合[*4]に付加させたり，またエステルを加水分解させたりして^{3}Hの導入を行う。

Term a la carte

*4 二重結合
分子内の原子間の化学結合で，2個の原子が互いに2つの原子価で結合している状態。

$$RMgBr \xrightarrow{^3H_2O} R^3H + Mg\begin{smallmatrix} R \\ \diagup \\ \diagdown \\ OH \end{smallmatrix}$$
グリニャール試薬

$$\underset{不飽和化合物}{\overset{H}{\underset{H}{}}C=C\overset{H}{\underset{H}{}}} \xrightarrow[触媒]{^3H_2} H-\overset{^3H}{\underset{H}{C}}-\overset{^3H}{\underset{H}{C}}-H$$

■ ³⁵S標識化合物の合成

^{35}Sは**硫酸，硫化物**[*5]および^{35}Sの化学形で得られている。^{35}Sを含む硫酸を用いスルホン酸合成すれば，スルフィン酸[*6]などを合成することができる。

Term a la carte

*5 硫化物
硫黄よりも陽性の元素との化合物のこと。

*6 スルフィン酸
RSO_2Hで表せる酸のこと。

①ベンゼンスルホン酸の合成

ベンゼンを硫酸($H_2{}^{35}SO_4$)でスルホン化することにより得られる。

$$\langle benzene \rangle + H_2{}^{35}SO_4 \longrightarrow \langle benzene \rangle{-}^{35}SO_3H$$

②スルファニル酸の合成

$$\langle benzene \rangle{-}NH_2 + H_2{}^{35}SO_4 \longrightarrow H_2N{-}\langle benzene \rangle{-}^{35}SO_3H$$

2 生合成法

化学合成が困難な複雑な化合物を，主に微生物や細菌などの生物体内の代謝を利用して行う方法である。生物体内の代謝を利用しているため標識位置，標識の数，比放射能，収率などの制御は困難である。

$^{14}CO_2$で植物を栽培して，^{14}Cで標識されたデンプン*7 を合成し，加水分解をすれば^{14}Cで標識されたブドウ糖*8 を作ることができる。また，$^{14}CO_2$を含んだ空気でクロレラ*9 を培養し，^{14}Cで標識されたタンパク質を得，これを加水分解すれば^{14}Cで標識されたアミノ酸*10 が得られる。

3 同位体交換法

同位体交換反応*11 を利用して標識化合物を合成する方法である。

^3H_2Oと有機酸とを一緒に入れておくと，有機酸の水素と^3Hが交換する。また，ハロゲン化合物も放射性のハロゲンと接触させておくと交換する。しかしいずれの場合も，元の化合物に戻りやすい欠点がある。

$$CH_3COOH + {}^3H_2O \rightleftharpoons CH_3{}^{14}COO^3H + H\text{-}O^3H$$

$$CH_3I + Na^{131}I \rightleftharpoons CH_3{}^{131}I + NaI$$

4 ホットアトム法（反跳標識法）

壊変後生成する放射性核種は，大きな反跳エネルギーをもち，これを**ホットアトム**という。このホットアトムで標識する合成法を**ホットアトム法**（反跳標識法）という。**直接標識法**，**放射合成法**ともいわれる。

この合成法の長所は複雑な化合物が標識でき比放射能の高いこと，短所は放射化学的収率が低いことと標識位置が一定しないことである。

5 ウィルツバッハ法

トリチウムの標識法である。$^3H_2$ガスと有機化合物を同じ容器に入れ，数日放置することにより標識できる。簡単だが標識位置が一定しない。トリチウム標識以外に応用された例はない。

6 スズ還元法

^{99m}Tcの標識法である。^{99m}Tcは$^{99}Mo\text{-}^{99m}Tc$ジェネレータから$^{99m}TcO_4^-$の化学形で取り出せる。このときの^{99m}Tcの酸化数は，+7価である。$^{99m}TcO_4^-$を標識したい化合物と塩化第一スズ*12（還元剤）の入っているバイアル瓶に入れる。$^{99m}TcO_4^-$は塩化第一スズのSn(Ⅱ)により還元されて+3～+5価の^{99m}Tcイオンとなり，標識したい化合物とキレート*13 を形

Term a la carte

*7 デンプン
多糖類の一種。D-グルコースの重合体。

D-グルコース

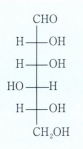

*8 ブドウ糖
グルコースのこと。DおよびLの光学異性体がある。

*9 クロレラ
緑ソウに属する淡水産単細胞類。

*10 アミノ酸
分子内にアミノ基とカルボキシル基を有する化合物。

*11 同位体交換反応
複数の化合物に共通に含まれる元素の同位体間に起こる交換反応。

Term a la carte

*12 塩化第一スズ
$SnCl_2$の式で表される。還元剤として用いられる。

*13 キレート
キレート化合物（ハサミ型錯塩）。

成するか蛋白質に吸着することにより標識する。

放射性医薬品のテトロホスミンテクネチウム（^{99m}Tc）注射液調製用キットなどに代表される，^{99m}Tc-標識キットの原理となっている。

7 標識位置の表し方

①特定標識化合物
特定の位置の原子だけが標識されているもの。
表記例：[6-^{3}H] Uracil

②名目標識化合物
特定の位置の大部分の原子が標識されているが，その他の位置にも標識され分布比が不明確なもの。標識位置の後にn（nominal）が添えられて表記される。
表記例：[7(n)-^{3}H] Cholesterol

③均一標識化合物
すべての位置の原子が均一に標識されているもの。U（Uniform）が添えられて表記される。
表記例：L-[U-^{14}C] Phenylalanine

④全般標識化合物
すべての位置の原子が全般的に標識されているもの。G（General）が添えられて表記される。
表記例：[G-^{3}H] Methionine

例題

 標識化合物に関する記述で正しいものはどれか。
- A．均一標識化合物はすべての位置の原子が均一に標識されているものをいう。
- B．特定標識化合物は特定の化合物のみが標識されているものをいう。
- C．放射化学的純度とは標識化合物の全放射能に対して特定の化学種に標識されているものの割合をいう。
- D．放射性核種純度とは着目する放射性核種がある特定の化学種の放射能に占める割合をいう。

- A．正しい。均一標識化合物は，すべての位置の原子が均一に標識されているものをいう。
- B．誤り。特定標識化合物は，特定の位置の原子のみが標識されているものをいう。
- C．正しい。放射化学的純度とは，標識化合物の全放射能に対して指定の化学形で存在する放射性核種の割合をいう。
- D．誤り。放射性核種純度とは，化学形とは無関係に全放射能に対して着目する放射性核種の放射能の割合をいう。

答：A, C

2 標識化合物の合成法

4章

放射性標識化合物

8 放射性ヨウ素の蛋白質標識法

蛋白質の放射性ヨウ素標識法には，直接標識法と間接標識法がある。

■ 直接標識法

放射性のヨウ素は，**ヨウ化ナトリウム**の化学形で入手できる。このヨウ化ナトリウムから発生するヨウ化物イオンを酸化剤で酸化[*14]して得られる＋1価のヨウ素イオン I＋ がチロシン[*15]やヒスチジン[*16]などのアミノ酸残基に標識される。

$$Na^{125}I \longrightarrow Na^+ + {}^{125}I^-$$
ヨウ化ナトリウム　　　　　ヨウ化物イオン

$$^{125}I^- \xrightarrow{\text{酸化剤}} {}^{125}I^+$$

$Na^{125}I$ ＋ 酸化剤

…COHN－C－CONH…　＋　$^{125}I^+$　$\xrightarrow{\text{求電子置換反応}}$　…COHN－C－CONH…

L-チロシン残基

酸化剤としては，**クロラミン-T**[*17]や**ヨードゲン**などの試薬が用いられる場合と，**ラクトペルオキシダーゼ**のような酵素が用いられることもある。

①クロラミン-T法

酸化剤としてクロラミン-Tを用いた方法である。酸化力が強さや反応の停止に還元剤が必要なことから蛋白質の分解に注意が必要である。

②ヨードゲン法

酸化剤としてクロラミン-Tの代わりにヨードゲン[*18]を使用して蛋白質の標識を行う。ヨードゲンは，非水溶性であるため反応容器の内側にコーティングされたものを使う。反応がコーティングされたヨードゲンと接触している部分のみに限定できるので，穏やかな反応が行える。また，反応容器内容物を取り出すことで反応が停止できるため，反応の制御が容易である。

③ラクトペルオキシダーゼ法

酸化剤としてクロラミン-Tの代わりに，過酸化水素の存在下で酸化酵素ラクトペルオキシダーゼを使用する方法である。ラクトペルオキシダー

Term a la carte

＊14　酸化
狭義では，酸素と化合すること。広義では，ある化合物が酸素と化合するか，水素を失うか，電子を失うような変化をさす。

＊15　チロシン
蛋白質を構成する芳香族アミノ酸の一種。甲状腺ホルモンの前駆体になっている。

H₂N－C－COOH（構造式）
CH₂
OH

＊16　ヒスチジン
蛋白質を構成するイミダゾイル基という複素芳香環をもつ塩基性アミノ酸の一種。

H₂N－C－COOH（構造式）
CH₂
NH

＊17　クロラミン-T
白色の結晶性粉末。水溶液は消毒剤として使用。

SO₂N⁻ Cl ・3H₂O
Na⁺
CH₃

＊18　ヨードゲン
非水溶性の酸化剤。

（構造式）

131

ゼは，クロラミン-Tより弱い酸化剤である。反応は，中性で行われるため穏やかに行え，蛋白質に影響を与えにくい。

■ 間接標識法

蛋白質にチロシン残基やヒスチジン残基が含まれない場合や，チロシン残基やヒスチジン残基に標識できない，あるいはしたくない場合には，リジン[*19]残基のアミノ基に，放射性ヨウ素で標識された**ボルトン-ハンター試薬**を用いて蛋白質の標識を行う。このボルトン-ハンター試薬で標識する方法を**ボルトン-ハンター法**という。

Term a la carte

*19 リジン
蛋白質を構成する塩基性アミノ酸の一種。

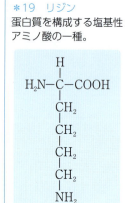

①ボルトン-ハンター試薬の合成

②リジン残基への導入

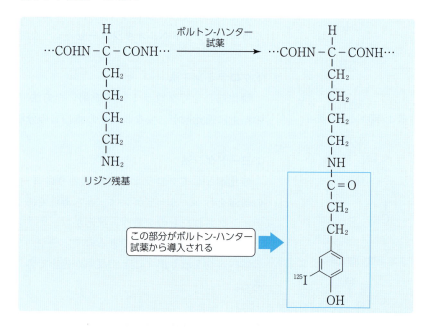

^{125}Iよりも大きな置換基（上図中の□で囲んだ部分）が結合するので，蛋白質の活性が変化する可能性がある。

3 標識化合物の純度

放射性標識化合物

標識化合物の純度は，異なる見地からいろいろな意味での純度が必要となる。以下によく出てくる純度について説明する。

1 化学的純度

着目する化合物の重量が，全体の重量に占める割合を**化学的純度**という。通常の化学における物質の純度と同じ意味である。

$$化学的純度[\%] = \frac{着目する化合物の重量}{全体の重量}$$

化学的純度の検定は，融点[*1]，沸点[*2]などの物理定数の測定により行うことができる。

2 放射性核種純度

いくつかの放射性核種が共存しているとき，着目する放射性核種の放射能が，全放射能に占める割合を**放射性核種純度**という。

$$放射性核種純度[\%] = \frac{着目する放射性核種の放射能}{全放射能} \times 100$$

例えば，下図のように $^{89}Sr^{2+}$ 2 MBq， $^{90}Sr^{2+}$ 1 MBq および $^{90}Y^{3+}$ 1 MBq が共存している場合， $^{89}Sr^{2+}$ 2 MBq の放射性核種純度は，以下のようになる。

$$^{89}Sr^{2+}\text{の放射性核種純度}[\%] = \frac{2[\text{MBq}]}{2[\text{MBq}]+1[\text{MBq}]+1[\text{MBq}]} \times 100 = 50[\%]$$

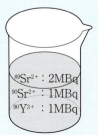

放射性核種純度の検定は，核種の同定が可能な半減期の測定や β 線エネルギーの測定，あるいは γ 線スペクトロメトリーなどにより行うことができる。

Term a la carte

*1 融点
物質が固体から液体へ変わる温度。純物質の場合，一定圧力下では一定の温度を示すので化学的純度の検定に用いられる。

*2 沸点
沸騰点ともいう。液体が沸騰する温度。純物質の場合，一定圧力下では一定の温度を示すので化学的純度の検定に用いられる。

3 放射化学的純度

ある放射性核種がいくつかの異なる化学形で共存しているとき，特定の化学形による放射能が，その核種の全放射能に対する割合を**放射化学的純度**という。特に，標識化合物では重要である。

$$放射化学的純度[\%] = \frac{特定の化学形に見いだされる放射能}{その核種の全放射能} \times 100$$

例えば，下図のようにヨウ化物イオン（$^{131}I^-$）70 kBq，ヨウ素酸イオン（$^{131}IO_3^-$）10 kBq および次亜ヨウ素酸イオン（$^{131}IO_2^-$）20 kBq が共存している場合，ヨウ化物イオン（$^{131}I^-$）の放射化学的純度は，以下のようになる。

$$^{131}I^-の放射化学的純度[\%] = \frac{70[kBq]}{70[kBq]+20[kBq]+10[kBq]} \times 100 = 70[\%]$$

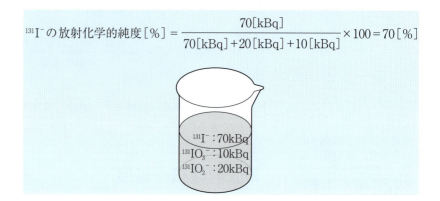

放射化学的純度の検定は，化学形の違いによって物質を分離できる**ペーパークロマトグラフィ**，**薄層クロマトグラフィ**，**電気泳動法**などにより行うことができる。

3 標識化合物の純度

例題

Q $H_3{}^{32}PO_4$ の溶液試料を検定したところ，$H_3{}^{32}PO_4$ の放射能は $380\,MBq$，他の化学形の ^{32}P が $12\,MBq$，$H_3{}^{33}PO_4$ が $8\,MBq$，それぞれ不純物として共存している。

1. このとき，$H_3{}^{32}PO_4$ の溶液試料の検定時の放射性核種純度は何％か。
2. 全放射能に対する放射化学的純度は何％か。
3. また，検定時より 28.8 日後の放射性核種純度は何％か。
4. 全放射能に対する放射化学的純度は何％か。

ただし，^{32}P と ^{33}P の半減期はそれぞれ，14.3 日，25.3 日，また，$e^{-(0.694\times 28.6/25.3)}=0.46$ とし，検定後の化学変化はないものとする。

A

1.

$$\text{放射性核種純度} = \frac{\text{着目核種の放射能}}{\text{全放射能}} = H_3{}^{32}PO_4 + \frac{{}^{32}P}{H_3{}^{32}PO_4} + {}^{32}P + H_3{}^{33}PO_4$$

$$= \left(380 + \frac{12}{380} + 12 + 8\right) \times 100 = 98\%$$

2.

$$\text{放射化学的純度} = \frac{H_3{}^{32}PO_4}{H_3{}^{32}PO_4} + {}^{32}P + H_3{}^{33}PO_4 = \left(\frac{380}{380} + 12 + 8\right) \times 100 = 95\%$$

3. 28.6 日後の放射性核種純度は

28.6 日後・・・^{32}P（半減期 14.3 日）→ 1/4 に減衰　　$380 \times \dfrac{1}{4} = 95$

28.6 日後・・・^{33}P（半減期 25.3 日）→ $e^{-\left(0.694\times\frac{28.6}{25.3}\right)}=0.46$ から　$8 \times 0.46 = 3.68$

28.6 日後の放射性核種純度 $= H_3{}^{32}PO_4 + \dfrac{{}^{32}P}{H_3{}^{32}PO_4} + {}^{32}P + H_3{}^{33}PO_4$

$$= \left(95 + \frac{3}{95} + 3 + 3.68\right) \times 100 = 96.4\%$$

4.

$$\text{放射化学的純度} = \frac{H_3{}^{32}PO_4}{H_3{}^{32}PO_4} + {}^{32}P + H_3{}^{33}PO_4 = \left(\frac{95}{95} + 3 + 3.68\right) \times 100 = 93.4\%$$

135

4 放射性標識化合物

標識化合物の保存

　標識化合物は自己の放射線による，いくつかの分解様式があり，それぞれの分解様式により保存の仕方も異なる。したがって，次に示す4つの分解形式により，それぞれ保存の仕方も工夫されている。

1 壊変による分解

　標識化合物中の放射性核種の壊変により，別の核種に変化し，元の標識化合物が崩壊してしまう。したがって放射性核種の壊変は止められないので分解を抑制することはできない。

　例えば，^{14}C－標識化合物は，標識核種^{14}Cがβ^-壊変により^{14}Nになるため，結合状態が変化して他の化合物になってしまい分解する。

2 自己の放射線による分解（一次分解）

　標識化合物中の放射性核種から放出される放射線は，近くの別の標識化合物に吸収され，エネルギーを吸収した標識化合物に分解が起こる。放射線の種類では，γ線の影響は小さく，次いでβ線，α線の順に大きくなる。また，吸収される放射線のエネルギーは放射線のエネルギーの大きさに反比例するので，同じβ線であればエネルギーの高い放射線よりも低い放射線のほうが分解を起こしやすい。

　保存方法としては標識化合物を分散して保存する必要がある。すなわち比放射能や放射能濃度を低くする。また，少量ずつ保管することで，放射線による相互の影響を避ける。

3 二次分解

　標識に使用した放射性核種から発生した放射線は，周辺の溶媒などに吸収され活性なラジカル[*1]や励起された活性種を生成し，この活性種の放射線化学反応[*2]により標識化合物の分解が起こる。

　保存法は標識化合物の分散，低温冷却あるいはラジカルスカベンジャ[*3]を加えて保存する。

Term a la carte

＊1　ラジカル
不対電子をもつ原子または原子団をさし、一般に不安定で他のものと反応し安定化する。

＊2　放射線化学反応
放射線を照射された物質に起こる化学反応。

＊3　ラジカルスカベンジャ
生成したラジカルを捕らえ反応させないようにする物質。エタノールやベンジルアルコールが用いられる。

4 化学的分解

標識化合物が放射線以外の，酸化反応，加水分解，光化学反応および微生物のような原因により分解する。

保存法としては，一般的には低温で保存する。合わせて，酸化反応には保存容器のヘッドスペース*4を窒素やヘリウムなどの不活性な気体で置換したり，加水分解には溶媒を脱水したり，光化学反応には保存に遮光容器を使用することが有効である。また，微生物には殺菌剤の添加が有効である。その他，保存法に関する注意事項として，低温で保存する。ただし，³H標識化合物は2～5℃で保存する。また，少量ずつ保管し，できるだけ純粋な状態で保存する。

Term a la carte

*4 ヘッドスペース
保存容器などの上部にできる空間。

表1 分解要因と抑制方法

分解の要因	抑制方法
光	遮光する
酸化	酸素を取り除く
微生物	殺菌剤を添加する
加水分解	脱水 緩衝液中で保存する

例題

 次の記述のうち，有機標識化合物の分解を低減するための保管方法として正しいのはどれか。
- A．低温で保管する。
- B．比放射能を低くして保管する。
- C．放射能濃度を高くして保管する。
- D．ラジカルスカベンジャを添加して保管する。

- A．正しい。低温（2℃程度）では，一般に有機化合物は安定であるため分解反応が低減する。なお，³H化合物の水溶液は，凍結すると分解が速いので注意する。
- B．正しい。単位質量あたりの放射能（比放射能）を低くすると，放射能による影響を低減できる。
- C．誤り。放射能濃度（単位質量あたり，または単位体積あたりの放射能）を高くすると，放射能の影響が強くなるから，有機標識化合物の分解を低減することにならない。
- D．正しい。ラジカルスカベンジャ（生じたラジカルを消滅する物質）を添加して保管すると，有機標識化合物の分解反応が低減する。

答：A，B，D

おさらい

1 標識化合物とは

標識化合物	⇒	化合物を構成している原子の1つまたは複数を特定の元素を，その元素の同位体放射性核種で置き換えて目印を付けた化合物
	⇒	トレーサとして用いられる

2 標識化合物の合成法

化学合成法	⇒	標識位置の指定ができる
	⇒	多重標識ができる
	⇒	比放射能の高い化合物ができる
	⇒	放射化学的純度の高い化合物ができる
	⇒	短時間で合成できる
	⇒	収率がよい
生合成法	⇒	化学合成法で合成できない複雑な化合物を合成できる
	⇒	標識位置は一定ではない
	⇒	比放射能の高いものはできない
	⇒	放射化学的純度の高いものはできない
同位体交換法	⇒	トリチウムやハロゲンの標識ができる
ホットアトム法	⇒	複雑な化合物の標識ができる
	⇒	比放射能の高い化合物ができる
	⇒	放射化学的収率は低い
	⇒	標識位置は一定ではない
ウィルツバッハ法	⇒	^3H(トリチウム)のみ標識できる
	⇒	標識位置は一定しない
スズ還元法	⇒	スズ(II)の還元作用を利用してテクネチウムの有機標識を行う
放射性ヨウ素の蛋白質標識法	⇒	直接標識法と間接標識法がある
直接標識法	⇒	ヨウ化ナトリウムのヨウ素陰イオン(I^-)を酸化剤でヨウ素陽イオン(I^+)に酸化して，芳香環を有するチロシン残基やヒスチジン残基に直接導入する
直接標識に用いる酸化剤	⇒	クロラミン-T，ラクトペルオキシダーゼ，ヨードゲン
間接標識法	⇒	芳香環をもっていないアミノ酸残基(リジン残基)は放射性ヨウ素が導入されているボルトン-ハンター試薬を用いて間接的に導入する。この方法をボルトン-ハンター法という

3 標識化合物の純度

化学的純度	⇒	通常の化学における物質の純度と同じ
放射性核種純度	⇒	着目する放射性核種の放射能が，全放射能に占める割合
	⇒	検定は，半減期の測定やβ線エネルギーの測定，あるいはγ線スペクトロメトリーなどにより行う
放射化学的純度	⇒	特定の化学形による放射能が，その核種の全放射能に対する割合
	⇒	検定には，ペーパークロマトグラフィ，薄層クロマトグラフィ，電気泳動などにより行う

おさらい

4 標識化合物の保存

壊変による分解	⇒	抑制する方法はない
自己の放射線による分解	⇒	比放射能を低くする
	⇒	放射能濃度を低くする
	⇒	少量ずつ保管する
二次分解	⇒	ラジカルスカベンジャを加える
化学的分解	⇒	低温で保管する
酸化反応	⇒	ヘッドスペースを不活性な気体で置換する
加水分解	⇒	溶媒を脱水する
光化学反応	⇒	遮光容器を使用する
微生物	⇒	殺菌剤を添加する

4章

放射性標識化合物

【参考文献】
1) 前田米蔵：放射化学・放射線化学，第4版，南山堂，2002.
2) 日本アイソトープ協会 編：ラジオアイソトープ 講義と実習，改訂3版，丸善，1975.

5章

放射性核種の
化学的利用

1 放射性核種の化学的利用

化学分析への利用

放射性物質のもつ化学的性質や放射線の物理的性質を上手に利用すると，物質の性質（定性化）や量（定量化）または，同定ができる。まずは，放射性物質の化学的性質と放射線の物理的性質について理解してみよう。

1 放射性物質の化学的性質

放射性物質の代表的な化学的性質に，**ホットアトム効果**（図1）がある。これは，壊変時に電子が放出され高い電荷を帯びるために反応性が高くなることや，粒子や電磁波を放出する方向と反対方向に運動エネルギー（反跳エネルギー）をもつことをいう。

図1 ホットアトム効果

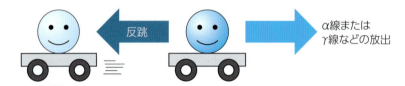

その他に，溶液中に極低濃度の放射性物質が存在するとき，溶液の性質とは異なり，コロイドに似た挙動を示す**ラジオコロイドの生成**や，同位体どうしが反応するとき，化学的性質が似ているにもかかわらず，わずかな質量の差が化学反応に差を生じさせる**同位体効果**，同位体組成の異なる2種類の化合物が混合されるとき，その組成が等しくなる方向に同位体が入れ替わる**同位体交換反応**（図2）などがある。極微量に放射性物質が存在した場合でも，放出される放射線の分析が可能なため，これらの化学的性質と組み合わせて効果的な分析が行われている。

図2 同位体交換反応

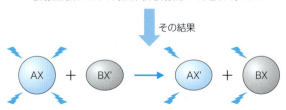

2 放射線の物理的性質

　X線やγ線をはじめとした電離放射線は，可視光線などと比較して**透過力**が非常に強い。したがって，物質中を透過することができるが，同時に物質の原子番号や密度に関係したエネルギー損失(**吸収**)も生じる。このエネルギー損失の原因は，主に軌道電子との相互作用による**散乱**や分子振動，熱，**蛍光**(**特性X線を含む**)，**光電子の放出**などである。

　また，高エネルギーの荷電粒子や非荷電粒子である中性子と物質が相互作用を生じる場合は，クーロン障壁を越えて原子核と反応(**核反応**)し，エネルギーを損失する過程もある。標的核に陽子や中性子などの入射粒子が衝突すると，一時的に複合核が形成される。このとき，核内のエネルギー状態は高くなる(不安定になる)ため，結果として標的核は$\alpha \cdot \beta \cdot \gamma$線などを放出するようになる。このことを物質が「**放射化**」するという(図3)。放射化の程度は，放射線の種類とエネルギー，および放射線を受ける同位体に依存する。

図3 物質に放射線を照射したときのエネルギー吸収・損失過程

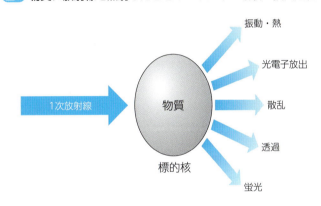

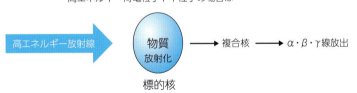

　放射線は，"めじるし"として大きな役割を果たすため，放射性物質の化学的性質や放射線の物理的性質によって放出される放射線の種類やエネルギーなどの情報を利用してさまざまな分析が行われている。次は，分析法について勉強してみよう。

3 放射能(線)を利用した化学分析法

試料中の放射性元素がもつ放射能を測定して，定性・定量的な分析を行うことを**放射化学分析法**という。この分析法は，他の化学的性質を利用した分析法と比べて，検出感度が高く，非放射性の物質よりかなり少量（10^{-12} g 以下）で調べることができる。化学やその関連分野の発展に大きく寄与している。

今日では，微量元素定量の代表的な方法のひとつであり，自然科学，工学の分野だけではなく，考古学，医薬，環境などの分野でも有効な元素分析法として利用されている。

放射化分析の利点は，化学的分離操作が不要で試料を非破壊的に分析できる点，多元素の同時解析，非放射性の不純物の混入は問題とならず，元素の化学的性質に依存しない点である。しかし，精度は低く，目的以外の元素の放射化，原子炉など大型施設が必要となる欠点がある。

■ 放射分析法

分析試料と定量的に反応する標識化合物を用いて，反応によって得られた沈殿物，または上澄みの未反応物質の放射能を測定することによって定量する方法を**放射分析法**という。標識化合物との反応によって得られた沈殿物の放射能を測定して定量する**直接法**(図4)と，添加した標識化合物の放射能と上澄みの未反応溶液の放射能との差を利用して定量する**間接法**(図5)がある。その他に，少しずつ標識化合物を加えて反応させ，滴定量と反応量の関係から定量する**放射滴定法**(図6)がある。

図4 直接法

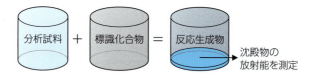

図5 間接法

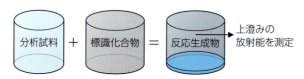

添加した標識化合物の放射能−上澄みの放射能＝沈殿物の放射能

図6 放射滴定法

a 放射滴定法

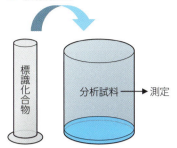

標識化合物と上澄みの放射能
  1mLのとき0.0Bq
  2mLのとき0.0Bq
  3mLのとき0.0Bq
  4mLのとき1.0Bq
  5mLのとき2.0Bq

b 分析試料が非放射性で標識化合物を用いるときの滴定曲線

c 分析試料と添加化合物ともに放射性のときの滴定曲線

d 分析試料が放射性で非放射性の化合物を用いるときの滴定曲線

例題

Q （　）内に適切な言葉を入れよ。
- 分析試料と標識化合物との反応によって得られた（ ❶ ）の放射能を測定して定量する……（ ❷ ）法
- 分析試料に添加した標識化合物の放射能と，反応生成物の（ ❸ ）の放射能との差を利用して定量する……（ ❹ ）法
- 標識化合物の添加量と反応生成物の（ ❺ ）の放射能との関係から定量する……（ ❻ ）法

A ❶沈殿物　❷直接　❸上澄み　❹間接　❺上澄み
❻放射滴定

■ 同位体希釈法

放射分析法では，目的の分析試料を定量するとき，沈殿物や上澄みの物質をすべて用いなければ正確な分析が行えなかった。同位体どうしが化学的に等しい挙動を示す性質を利用した**同位体希釈法**では，クロマトグラフィ[*1]や溶媒抽出法[*2]などにより，目的物質の一部から定量が可能である。

目的物質が非標識化合物の場合を**直接希釈法**，標識化合物の場合を**逆希釈法**という。

原理は，標識化合物に化学的性質の等しい非標識化合物を混合したとき，**物質量は増加するが総放射能は変化しない**ことを利用する。すなわち，**比放射能の低下をまねく**。この比放射能の低下の程度は，混合した物質量に依存するため，その比から目的物質の定量ができる。

①直接希釈法：分析試料が非標識化合物の場合(図7)

図7 直接希釈法

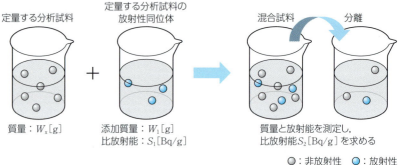

$$S_1 \times W_1 = S_2 \times (W_x + W_1)$$
$$W_x = \left(\frac{S_1}{S_2} - 1\right) \times W_1$$

②直接希釈法の応用(不足当量法)

標識化合物に化学的性質の等しい非標識化合物を混合したとき，一定量が沈殿する。この沈殿物の放射能より比放射能を算出し定量する方法である。秤量することなく定量ができる。

Term a la carte

*1 クロマトグラフィ
固体や液体などの固定相と呼ばれる物質の表面や内部を移動する速度は，物質の大きさや質量，電荷，吸着力などの違いから異なる。この性質を利用した分離法で，固定相や移動相の違いによりいくつかの種類に分かれている(第3章を参照)。
・ペーパークロマトグラフィ
・薄層クロマトグラフィ
・カラムクロマトグラフィ
・イオン交換クロマトグラフィ
・ガスクロマトグラフィ
・液体クロマトグラフィ
など

*2 溶媒抽出法
標識化合物や放射性核種を含む溶質の水溶液に，これと混和しない有機溶媒を加え撹拌したとき，有機溶媒で溶質が抽出される場合がある。この性質を利用すると，水相と有機相は混和せず分離されているので，有機相に抽出された溶質のみを分離または精製することができる(第3章を参照)。

③逆希釈法：分析試料が標識化合物の場合（図8）

図8 逆希釈法

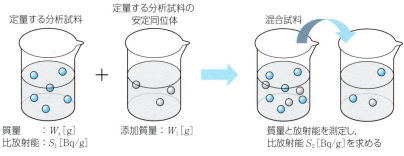

$$S_1 \times W_x = S_2 \times (W_x + W_1)$$
$$W_x = \left(\frac{S_2}{S_1 - S_2}\right) \times W_1$$

逆希釈法を応用した方法に，二重希釈分析法と同位体誘導体法がある。

④二重希釈分析法

目的物質が標識化合物で比放射能が未知の場合に，この標識化合物を二等分して，異なる量の標識化合物に化学的性質の等しい非標識化合物をそれぞれに添加し，2つの式から定量を行う方法である。

図9 二重希釈分析法

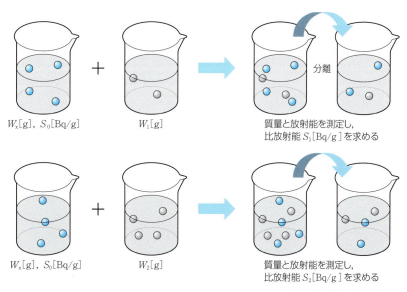

$$\begin{cases} S_0 W_x = S_1 (W_x + W_1) \\ S_0 W_x = S_2 (W_x + W_2) \end{cases}$$
$$W_x = \frac{S_2 W_2 - S_1 W_1}{S_1 - S_2}$$

⑤同位体誘導体法

目的物質が非標識化合物で，それと化学的性質の等しい標識化合物が入手できない場合に，目的物質に放射性試薬を結合させて放射性誘導体を作り，目的物質を標識化合物とし，逆希釈法を用いて定量する方法である。

例題①

 ある溶液中に含まれる化合物 X の比放射能が S_0 であるとき，これと同じ化合物で非放射性の X を W [μg] 含む溶液を加えてよく混合した結果，X の比放射能が S_1 になった。はじめの溶液中に含まれていた X の量 [μg] を求める式は，次のうちどれか。

1. $\dfrac{S_0}{S_1} \cdot W$

2. $\left(\dfrac{S_0}{S_1} - 1\right) \cdot W$

3. $\dfrac{S_1}{S_0} \cdot W$

4. $\left(\dfrac{S_1}{S_0} - 1\right) \cdot W$

5. $\dfrac{1}{\dfrac{S_0}{S_1} - 1} \cdot W$

 同位体希釈法のうち直接希釈法である。

		重量[μg]	比放射能	全放射能
添加前	定量すべき試料	X	S_0	$S_0 \cdot X$
添加前	添加トレーサー	W	0	0
添加後	混合物	$(X+W)$	S_1	$S_1 \cdot (X+W)$

混合前の全放射能と，混合後の全放射能は等しいはずである。したがって，

$$S_0 \cdot X = S_1 \cdot (X + W)$$

$$X = \dfrac{S_1 W}{S_0 - S_1}$$

$$\therefore X = \dfrac{1}{\dfrac{S_0}{S_1} - 1} \cdot W$$

正解は 5

例題 ②

Q 試料中の成分Aを定量するため，放射性同位元素で標識した同じ化学形の化合物A（比放射能$100\,kBq\cdot mg^{-1}$）を$10\,mg$加え均一にした。その後，Aを分離して精製したところ，比放射能は$25\,kBq\cdot mg^{-1}$になった。試料中の成分Aの量[mg]は次のうちどれか。

1. 20　　2. 30　　3. 40　　4. 60　　5. 80

A 非放射性物質の同位体希釈法による定量は，直接希釈法を用いる。ここでは，成分Aを分離して精製しているので，混合物は試料中に含まれていた成分Aと標識化合物Aのみである。

		重量[mg]	比放射能 [$kBq\cdot mg^{-1}$]	全放射能 [kBq]
添加前	試料中成分A	X	0	0
	添加標識化合物	10	100	1,000
添加後	化合物Aの混合物	$(X+10)$	100	$25(X+10)$

混合前の標識化合物の全放射能と混合物の全放射能は，混合前後で等しいはずである。
したがって，
$1000 = 25\cdot(X+10)$
$X = 30$
正解は2

4 加速器を利用した分析

分析試料に中性子や高速荷電粒子，高エネルギー光子を照射すると核反応が起こりその試料は**放射化**される。この放射化によって生成された放射性核種の半減期やエネルギーから分析を行う方法を**放射化分析法**という。放射性核種の半減期やエネルギーは，核種に固有の値をもつので元素の同定が可能である（ただし，原子番号が10以下の軽元素の分析はできない）。また，エネルギー強度から定量も行える。

放射化分析法の大部分は，原子炉中の(n, γ)反応による放射化を利用しており，主に試料から放出されるγ線のスペクトルを測定して，その光電ピーク波長と面積から元素の同定と定量を行う。検出器に高分解能半導体検出器を用いると，隣接したγ線の光電ピークの分解も可能である。これらは，**中性子放射化分析法**（neutron activation analysis：NAA）と呼ばれる。

生成される放射能は

$$A(t) = \frac{m \cdot H \cdot NA \cdot \sigma \cdot \varphi}{M}(1 - e^{-\lambda t})$$

$A(t)$：照射時間tに発生した放射能[s^{-1}]　　m：質量[g]
H：対象試料核種の同位体存在比　　NA：アボガドロ定数
σ：放射化断面積[cm^2]　　φ：中性子束密度[ncm^{2}s^{-1}]
M：標的核の原子量

によって算出できる。

$A(t)$は，照射終了時(t)の放射能であるため，測定時(t')までの経過時間に

$$A(t, t') = A(t)e^{-\lambda t'}$$

の減衰があることに注意しなければならない。

Slim・Check・Point　放射化分析の特徴

● 長所
高感度
- 化学的な分離操作なしで試料の準備が可能
- 非破壊に測定が可能
- 多元素の同時解析が可能

● 短所
- 原子炉などの大型施設が必要
- 目的以外の試料も放射化する
- 軽元素の測定ができない
- 精度が低い

放射化分析法は，加速された中性子や高速荷電粒子，高エネルギー光子により放射化された試料を分析する方法であったが，他にも加速器を利用した分析法がある（図10）。

図10 放射線の特性と分析法

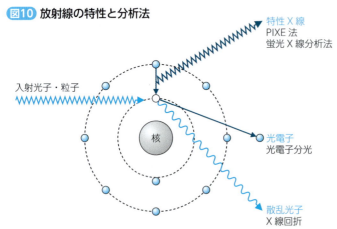

入射光子または粒子によって軌道電子が放出（光電子の放出）され，生成された空孔に外殻の軌道電子が遷移する。その空孔へ遷移した軌道電子の遷移エネルギー（遷移前と遷移後の軌道電子の結合エネルギーの差）に等しい特性X線が発生する。また，原子核や電子との相互作用により入射光子や粒子は散乱する。

①PIXE法

陽子線の照射により内殻電子がはじき出されると，外殻電子がその空孔に遷移するときに，**特性X線**が放出される。この特性X線は，原子に固有の値をもつので，このエネルギーと強度から元素の同定と定量が行える。陽子線照射によって発生する特性X線を利用した方法を**PIXE法**（particle induced X-ray emission analysis）と呼ぶ。NAA同様に，軽元素の分析は行えないが，一般にX線発生断面積は，核反応断面積より大きく，〜1,000倍程度に達する。きわめて高感度な微量元素の分析が可能である。このPIXE法は，小型加速器の開発により高感度非破壊検査分析法として急速に発展している。最近では，マイクロビーム分析技術の発達により，生体試料の局所分析などにも用いられている。

②光量子放射化分析法

小型加速器によって加速された10〜30 MeV程度の電子線をターゲットに照射し，発生する高エネルギー放射線を用いて，試料を解析する方法を，**光量子放射化分析法**（photon activation analysis：PAA）と呼ぶ。これは（γ, n）反応を利用しており，（n, γ）反応を利用しているNAAと生成する放射性核種が異なるため，NAAで解析不能な水素や窒素などの軽元素の分析ができる。

③蛍光X線分析法

PIXE法では放射線源として陽子線を用いたが，X線を用いた場合も，内殻電子の空孔へ外殻電子が遷移したときに特性X線が放射される。この特性X線は，蛍光X線と呼ばれ，このエネルギーと強度を測定することにより元素の同定と定量が行える。環境物質などの分析に広く利用されており，**蛍光X線分析法**（X-ray fluorescence spectrometry：XRF）と呼ばれている。

④光電子分光，X線回折法

その他にX線や紫外線を利用した分析法に，**光電子分光**と呼ばれるものがある。それぞれX線光電子分光，紫外光電子分光と呼び，光電効果によって飛び出してきた光電子のエネルギーを測定して，測定試料の電子状態や状態密度を知ることができる。

また，X線の散乱を利用した分析に**X線回折法**がある。結晶にX線が入射すると結晶の構成分子や原子が規則性をもって立体的に配列しているため，干渉作用により特定の方向への散乱が強く観察される。この回折現象は，それぞれの結晶構造に固有であることから，結晶構造の解析に利用されている。この解析に用いられている法則は**ブラッグの法則**と呼ばれ，次式で表される。

MEMO

▶ **重粒子線がん治療**

炭素線をはじめとする重荷電粒子は飛程の終端で電離量が多くなり，ブラッグピークを示す。
このピークを目的の病巣に一致させて照射を行うと，正常組織への被曝線量を従来より大幅に減らし，かつ，病巣のみに大線量を集中させることができる。

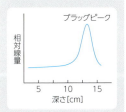

$$n\lambda = 2d\sin\theta$$
n：回折の次数　　λ：X線の波長　　d：格子面の間隔
θ：X線の入射角および反射角

また，X線回折法の応用に**単結晶X線回折法**，**粉末X線回折法**がある。

■ 加速器の仕組みと新たな取組み

近年，加速器は化学分析だけでなく重荷電粒子の優れた線量分布特性（ブラッグピーク）を生かして，がん治療装置としても利用されている。同時に，安全で効果的な治療を行うために重荷電粒子の物理特性や生物学的な影響の研究も進められている。

世界で初めての医療用の重粒子加速器施設であるHIMAC（Heavy Ion Medical Accelerator in Chiba）について少し紹介する。重粒子の元になるイオンを作る**イオン源**と，イオン源から出てきたイオンの初期加速を行う**線形加速器**，光速の80％まで加速させる**シンクロトロン主加速器**，そして**照射装置**からなる（図11）。現在，主に炭素線を用いたがん治療が進められている。加速可能な重粒子は，He, C, N, O, Ne, Si, Ar, Feなどである。

図11 HIMAC 重粒子線がん治療装置

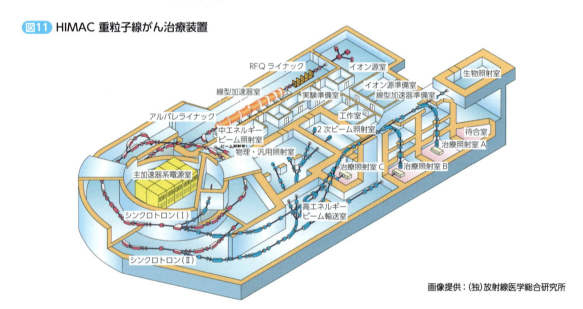

画像提供：(独)放射線医学総合研究所

放射線の特性と化学分析の関係は身につきましたか？　次も同様の考え方で，トレーサを利用した分析法を勉強してみよう。

2 放射性核種の化学的利用

トレーサ利用

トレーサとは，目的物質の移動や変化，分布を追跡するために目印として添加される物質のことである。ここでは，放射性同位元素をトレーサとして用いた分析法について勉強してみよう。

まずは，放射性物質の化学的性質（142ページ）でお話しした**ホットアトム効果**，**ラジオコロイド**，**同位体効果**，**同位体交換反応**を利用した分析法についてみてみよう。

1 ホットアトム法

例えば，ある物質に中性子を照射すると原子核反応が起こる。このとき生成された放射性原子は，放出粒子や光子と反対の方向に運動エネルギーをもつため，化学結合を切って分子から遊離し，無担体の状態で分離される。また，この放射性原子は高い電荷を帯びているために反応性に富んだ状態となる（ホットアトム効果）。この効果を利用すると，得られた放射性核種の比放射能は，分離前よりはるかに大きいために濃縮することが可能である。そのため，比放射能の高い放射性同位体の生成や放射性核種の無担体分離などに用いられる。また，高エネルギー領域で生じるホットアトムの化学反応は，高い電荷を帯びているために特異的である。現在，この仕組みは，さまざまな物質で明らかにされ，標識化合物の合成に応用されている。

> **MEMO**
>
> **ホットアトム効果**
> 1934年にジラードとチャルマーによって発見されたため**ジラード-チャルマー効果**（Szilard-Chalmers effect）とも呼ばれている。彼らは，ヨウ化エチル（C_2H_5I）に中性子を照射し，水と混合して撹拌すると，大部分の ^{128}I が水相に移り C_2H_5I と容易に分離できることに気づいた。C_2H_5I は水に難溶であるが，(n, γ) 反応に伴う γ 線の放出によって ^{128}I が反跳し，エチル基とヨウ素原子の結合が切断されたために，ヨウ化物イオンとなった $^{128}I^-$ は水に可溶となり，$^{128}I^-$ のみが水相で抽出されたと説明している（図1）。その他に，**反跳効果**と呼ばれることもある。

図1 ジラード-チャルマー効果（ホットアトム効果）

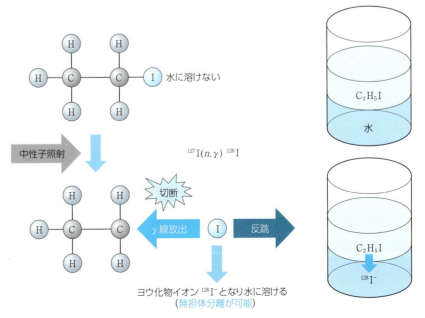

2 ラジオコロイド法

　本来，物質は溶解度以下では当然に溶液として存在するが，溶液中に極低濃度（$10^{-10}\sim10^{-16}$ g）の放射性物質が存在するとき，溶液の性質とは異なり，高い吸着性や凝集性を示す。これを**ラジオコロイド**という。なぜこのような性質をもつのか詳しい理由はわかっていない。このラジオコロイドは，質量あたりの表面積の割合が大きく，電荷をもっているため，吸着や凝集性に優れている。そのため，ろ紙やガラスフィルタなどによるろ過で回収が可能である。その他，オートラジオグラフィで凝集を確認することもできる。この吸着や凝集する性質を利用して，放射性同位元素を分離する方法をラジオコロイド法という。

　代表的な例として^{90}Yの分離がある。これは，^{90}Srと無担体の^{90}Yの混合溶液のpHを7以上に上げ，形成した^{90}Yのラジオコロイドをろ過して分離する。その他，ラジオコロイドの生成が報告されている元素にBe, Mg, Ca, Zn, Y, Zr, Nb, Ru, Ag, Sb, La, Ta, Bi, Raなどがある。また，ラジオコロイドの生成条件は元素に特有であるために分離条件はそれぞれに異なる。

　皆さんは，心細く感じたとき，気の合う人を見つけて行動をともにするようになった経験はおありだろうか。もしかしたら，放射性物質も人間と同じように心細くなって，仲間を作り強い絆で繋がっているのかもしれません。

3 同位体効果

　同位体どうしは，化学的反応は同一であるが，原子核の中性子の数が異なるため，質量が異なる。この差はわずかであるが，質量分析によって明らかな差として観測することができる。この質量の差は，分子の運動エネルギーなどの物理的性質や沸点，化学反応速度などの化学的性質に差を生じさせるため，分子の運動エネルギーに関係する原子スペクトルや核磁気共鳴スペクトル，赤外吸収スペクトルなどで観測が可能である。また，一般的に，軽い同位体は重いものに比べて沸点が低く，軽い同位体は重いものより反応速度が早いので，沸点の違いを利用した蒸留法による分離・濃縮や，反応速度の違いを利用した反応機構の解明なども行える。

4 同位体交換反応

　異なる同位体どうしを混合した溶液中では，化学的性質が似ているので，それぞれの結合原子と交換反応を生じる。

　元素Xを含む化学種AXとBXが平衡状態にあるとき，Xの同位体X'が分配される反応式は，

$$AX + BX' \rightleftharpoons AX' + BX$$

で表される。

この現象は放射性同位元素に限定した特性ではないが，同位体の一方が放射性同位元素であるとき，放射能を測定することで時間の経過とともに同位体交換反応の程度を調べることができ，反応（交換）速度を測定できる。

この反応（交換）速度Rは，

$$R = -\left(\frac{AB}{A+B}\right)\left(\ln\frac{1-F}{t}\right)$$

で表される。

ここで，AおよびBは，化学種AX＋AX'およびBX＋BX'のそれぞれの全濃度，tは反応時間，Fは時間tにおける交換の程度（交換分率）とする。

Fは，それぞれの化学種に対する全反応量に対する反応時間における濃度の割合を示したものである。AX＋AX'とBX＋BX'の反応前の濃度（$t=0$）をそれぞれ$a(0)$，$b(0)$とし，反応時間tにおける濃度を$a(t)$，$b(t)$，交換平衡時の濃度を$a(\infty)$，$b(\infty)$とすると，

$$F = a(t) - \frac{a(0)}{a(\infty)} - a(0) = b(0) - \frac{b(t)}{b(0)} - b(\infty)$$

で表される。

その他，放射性物質による同位体交換反応を利用して，ヨウ素化合物と放射性ヨウ素の同位体交換反応を利用した放射性ヨウ素の標識や，ウィルツバッハ法[*1]によるトリチウム標識化合物の合成などが行われている。

5 オートラジオグラフィ

放射線の代表的な性質である**透過**や**吸収**を利用したものには，皆さんもご存じのX線写真がある。同じ性質を利用した分析法が**オートラジオグラフィ**（autoradiography：ARG）である。X線写真は目的の試料（人体）外に線源があるのに対し，ARGでは，試料内に放射性同位元素を投与するため，そこからの放射線の吸収差や集積の度合いを写真フィルムにて視覚的に得る（**図2**）。フィルムには，ハロゲン化銀粒子の乳剤が塗布されており，ここに光が吸収されると銀粒子が感光し現像処理によって黒化点として現れる。記録された画像は**オートラジオグラム**という。

ARGは，対象物の大きさや手法によって，マクロオートグラフィ，ミクロオートグラフィ，超ミクロオートグラフィ，飛跡オートグラフィに分類される。マクロオートグラフィは肉眼で観察するが，ミクロオートグラフィと飛跡オートグラフィは光学顕微鏡，超ミクロオートグラフィは電子顕微鏡を用いる。

オートラジオグラフィの特徴は，高感度で解像力の高い可視化された二次元情報が得られることである。また，半永久的に保存が可能である。し

Term a la carte

＊1　ウィルツバッハ法
トリチウムガス交換法とも呼ばれている。トリチウムガスと標識したい有機化合物を封入すると，トリチウムと有機化合物の水素が同位体交換し，トリチウム標識化合物が生成される。封入期間は，化合物に依存するがおよそ3〜10日程度である。

かし，暗室を使った現像操作が必要で結果が得られるまで比較的時間を有することである(図3)。

図2 X線写真とオートラジオグラフィ

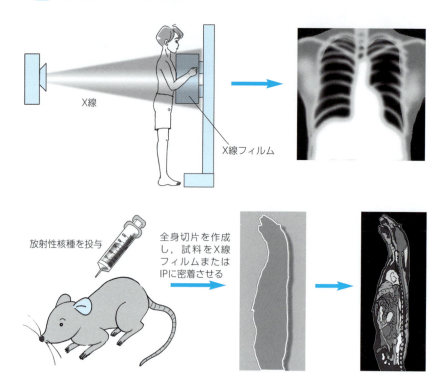

図3 オートラジオグラフィの原理

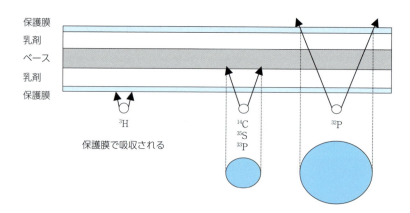

■イメージングプレート法

近年では，プレート状に輝尽性蛍光体が塗布されたイメージングプレート（IP）を用いる**イメージングプレート法**が急速に普及している。このIP法は，主にマクロオートラジオグラフィで利用されている。IPは，X線フィルムと異なり，現像の必要がなく光のもとで作業が可能であり，高感度であるためコンピュータによる画像処理などで多くの情報を得ることができる。また，測定後の光照射により取得情報をリセットでき，繰り返し利用できることも大きな利点である。

現在，IPは，X線フィルムに代わる放射線2次元検出システムとして医療現場で広く利用されているが，放射線管理の分野において利用する場合，定量的な評価を行う必要があるため，IPの基礎特性であるフェーディングやIPの感度均一性，エネルギー依存性（検出効率）などに注意しなければならない。IPプレートの種類が異なる場合だけでなく，同一組成のプレートを使用した場合もこれらの特性は異なり，使用するIPの基礎データを十分に取得して定量的な評価を行うことが必要である。

利用されている輝尽性蛍光体には，BaFX：Eu（X＝Cl，Br，I）やBaFI：Euなどがある。この蛍光体は，照射されたX線などのエネルギーを蓄積する性質をもっている。この蓄積されたエネルギーは，レーザー光の照射により，レーザー光と異なる波長の光として放出される。この放出された光は，照射された放射線量と相関があるため，プレート状に輝尽性蛍光体を塗布したIPを用いると2次元の線量分布を取得できる。

詳しく見てみよう。

①BaFI：Euの構造と発光メカニズム

BaFIは，図4に示すように陰イオンと陽イオンが交互に配置されたイオン結晶である。微量に添加しているEuは，Baと置換して存在していると考えられている。また，厳密にはEu（3価）だけでなく他の元素も不純物として存在しており，電荷を補償するために結晶中には空孔と呼ばれる欠損が生じている。

発光メカニズムは，「励起エネルギーの蓄積」と「蓄積エネルギーの放出」の2つの過程に分けられる。

まずX線などが照射されるとBaFI：Eu中で生成した電子がハロゲン空孔に捕獲されF中心（負イオン空孔にイオンと同価数の電子が捕獲されている場所）が形成される（励起エネルギーの蓄積）。次に半導体レーザー（660 nm）の光照射により捕獲されていた電子が脱離し，発光中心（発光を生じる元素）であるEuが3＋から2＋へ還元され発光（400 nm）に至る（蓄積エネルギーの放出）と考えられている。この発光を輝尽発光（photo stimulated luminescence：PSL）と呼ぶ。

図4 BaFI：Euの構造と発光メカニズム

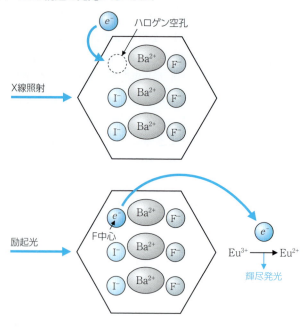

②輝尽発光強度の減衰（フェーディング）

　F中心に捕獲された電子は，約1eV程度の力で捕獲されており，このエネルギーの強さは，組成や輝尽性蛍光体の合成法の違いによって異なる。照射後に生成されたF中心が半導体レーザーによって励起されるまでの間，安定に存在している場合はフェーディングがないことになる。しかし，実際は熱や光，振動の影響により，F中心に捕獲されていた電子の一部は解放され，基底状態（照射前の安定な状態）に戻る。結果として半導体レーザーによる励起によって解放される電子（発光に利用される電子）の数は減少する。フェーディングは，図5に示すように照射直後に大きくなる。BaFI：Euの場合，安定化するまで5時間以上を要し照射時に蓄積していたエネルギー（捕獲していた電子の数）の40％を失う。この時間と発光量の関係は温度に依存することに注意しなければならない。また，フェーディングは照射直後に生じているのではなく，照射中も生じているため，定量的な実験を行うときには，十分に注意が必要である。

図5 経過時間に対する輝尽発光強度の減衰（フェーディング）

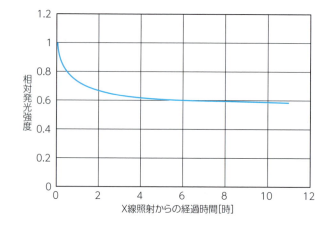

③イメージングプレートの構造

　IPプレートの構造は，蛍光体層，励起光散乱防止層，蛍光体保護層からなる（図6）。オートラジオグラフィで使用する際は，蛍光体保護層の上に試料をセットすることになるが，蛍光体層までの距離がある分，像は拡大して蛍光体層に吸収される。蛍光体層の表面と深部でも拡大が生じる。さらに，蛍光体に吸収された放射線のエネルギーは，それぞれの位置，深さから発光するため，さらに拡大，散乱を生ずる。そのため，試料を十分に密着させなければならない。また，IPの空間分解能は$100\,\mu m$以下であるが，この拡大や散乱の影響と蛍光体層の均一性の影響が大きくなるため，マクロオートラジオグラフィで使用するのが一般的である。

図6 イメージングプレートの構造

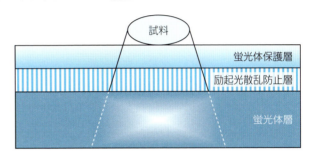

Slim·Check·Point　オートラジオグラフィの特徴

	●X線フィルムを用いた場合	●IPを用いた場合
長所	・2次元の画像情報が得られる ・分解能が高い ・長期保存が可能	・2次元の画像情報が得られる ・検出感度が高い（X線フィルムの100倍以上） ・分解能が高い ・ダイナミックレンジが広い ・PSL値による定量的な解析が可能 ・現像処理が不要 ・繰り返し使用可能 ・長期保存が可能
短所	・定量的な解析が難しい ・現像装置や暗室が必要 ・検出感度が低い	・フェーディングが大きい ・装置が高価である

6 ラジオアッセイ法

ラジオアッセイ法は放射性物質を用いて，**抗原抗体反応**や**リガンド-受容体反応**など特異性の高い競合反応を利用し，ごく微量の生理活性物質などを定量する方法である。代表的なものとして**ラジオイムノアッセイ**（RIA[*2]，放射線免疫測定法）がある。

ごく微量な物質の濃度測定には，**イムノラジオメトリックアッセイ**（IRMA，免疫放射定量測定法）が用いられる。抗体に抗原を結合させ，その抗原に標識した抗体を結させて測定する。抗原を標識抗体と非標識抗体で挟むため，**サンドイッチ法**ともよばれる。

Term a la carte

*2　RIA
「未知量の抗原」と「標識した抗原」が，どの割合で抗体と結合するか測定する。標識した抗原の量がわかっているので，未知の抗原の量を知ることができる。

7 アクチバブルトレーサ法

放射性核種をトレーサとして用いることは，放射線の検出感度が高いために，微量元素の動向・分布の調査に効果的である。しかし，魚の回遊や地下水の流れなどの調査のように環境中に測定対象が分布しているとき，放射性同位元素を利用した分析を行うことができない。そこで例えば，後に放射化して検出可能な微量元素を魚の餌に混ぜるとその餌を食べた魚の耳石やうろこに元素が蓄積されるため，試料を採取後，原子炉などで放射化することによって回遊状況を調べることができる。つまり，放射化できる元素を分析対象物に添加して，サンプル採取後に放射化させて分析を行う方法である。添加元素には ^{115}In，^{151}Eu，^{164}Dy，^{165}Ho，^{191}Ir，^{197}Au などの元素が用いられることが多い。

例題

Q アクチバブルトレーサーに関する記述のうち，正しいものの組み合わせはどれか。

A．トレーサーの検出に放射化分析が用いられる。
B．放射化断面積の大きい元素が適している。
C．自然界における存在量の少ない元素が適している。
D．魚類の回遊調査に利用された例がある。

1. **ABC**　　2. **ABD**　　3. **ACD**　　4. **BCD**　　5. **ABCD**すべて

A 一般に放射性核種は，トレーサーとして各方面に用いられるが，その放射能が対象物に影響を与えるおそれがある場合，アクチバブルトレーサーの利用が着目される。

アクチバブルトレーサーの検出には，放射化分析が利用される。これには放射化分析の感度が高く，対象物中に存在する元素により誤差を生じることがなく，かつ化学的に挙動が類似してトレーサーの役割が果たせる，という条件を備えた安定同位体が用いられる。

アクチバブルトレーサーは魚の放流場における回遊状態の調査や，地下水の活動調査などに利用されている。

A：正しい，　B：正しい，　C：正しい，　D：正しい
正解は5

おさらい

1 化学分析への利用

放射化学分析法	⇒	放射能の測定による分析法
放射分析法	⇒	直接法・間接法・放射滴定法
同位体希釈法	⇒	直接希釈法・逆希釈法
直接希釈法の応用	⇒	不足当量法
逆希釈法の応用	⇒	二重希釈分析法・同位体誘導体法
放射化分析法	⇒	中性子放射化分析・光量子放射化分析
PIXE法	⇒	陽子線と特性X線を利用した分析法
蛍光X線分析法	⇒	X線と特性X線を利用した分析法
光電子分光	⇒	X線・紫外線と光電子を利用した分析

2 トレーサ利用

ホットアトム法	⇒	反跳特性を利用した分離・濃縮法
ラジオコロイド法	⇒	吸着特性を利用した分離法
同位体効果	⇒	同位体の質量差が生じさせる性質の違いを利用した分離・濃縮法
同位体交換反応	⇒	同位体交換反応を利用した標識化合物の合成法と反応分析法
オートラジオグラフィ	⇒	放射線量の吸収差を利用した画像分析法
アクチバブルトレーサ法	⇒	微量元素の放射化を利用した分析法

【参考文献】
1)富永　健ほか：放射化学概論 第2版，48-58，121-162，東京大学出版会，1999.
2)花田博之 編：放射化学 改訂2版，57-121，オーム社，2008.
3)福士政広ほか編：医用放射化学，104-115，オーム社，2009.
4)REGIUS MODEL 190 技術解説書，コニカミノルタエムジー株式会社.

索　引

あ

アイソトープ……………………… 5
　　——誘導体法………………… 14
アクチニウム系列………………… 59
アクチノイド……………………… 22
アクチバブルトレーサ法……… 14, 160
アボガドロ定数…………………… 44
アミノ酸…………………………… 129
　　——の合成…………………… 128
アルミナのカラム………………… 93
安定線……………………………… 26
安定同位体…………………… 16, 24

い

イオン移動度……………………… 119
イオン化…………………………… 19
　　——傾向……………………… 117
イオン交換カラム………………… 116
イオン交換クロマトグラフィ……… 112
イオン交換の原理………………… 112
イオン交換法…………………… 13, 108
一次電離放射線…………………… 28
一次分解…………………… 11, 136
一次放射性核種………………… 6, 58
移動率……………………………… 108
イムノラジオメトリックアッセイ
　　…………………………… 14, 160
イメージングプレートの構造……… 159
イメージングプレート法…………… 157
医用小型サイクロトロン…………… 84
陰イオン加速型サイクロトロンの原理
　　……………………………… 83
陰イオン交換樹脂に対する金属イオン
　　（Fe^{3+}, Co^{2+}, Ni^{2+}）吸着 ……… 113
陰電子……………………………… 23
院内サイクロトロン………………… 84

う

ウィルツバッハ法………… 11, 129, 155
宇宙線……………………………… 4
ウラン核分裂の連鎖反応…………… 73
ウラン系列………………… 48, 59
運動エネルギー…………………… 81

え

永続平衡………………… 12, 47, 53, 56
液滴モデル………………… 73, 74
エタノールの合成………………… 127
エネルギー準位…………………… 33
エネルギーの放出………………… 74
エネルギーフルエンス…………… 30
塩化第一スズ……………………… 129
塩素原子 $_{17}Cl$ の構造 ……… 19

お

オージェ電子………………… 37, 38
オートラジオグラフィ………… 14, 155
オートラジオグラフィの原理……… 156
オートラジオグラフィの特徴……… 159
オートラジオグラム……………… 155
主な年代測定法…………………… 64
親核種………………… 47, 53, 92

か

海水から真水を取り出す…………… 113
壊変……………………………… 8
壊変曲線…………………………… 47
壊変図…………………… 7, 33, 41
壊変定数…………………………… 47
壊変による分解…………………… 136
壊変率………………… 17, 28
カウ………………………………… 47
化学形の変化による溶解性の違い… 121
化学的および微生物による分解……… 11
化学的合成法………………… 10, 127
化学的純度………………………… 133
化学的分解………………………… 137
化学分析への利用………………… 142
核異性体………………… 18, 24, 39
核異性体転移……………………… 39
殻構造……………………………… 18
核子………………………………… 20
核種…………………… 4, 16, 20, 77
核種の表記………………………… 20
核図表………………… 24, 26
確認試験…………………………… 84
核反応………………… 68, 75, 143

核反応断面積……………………… 86
　　——の単位…………………… 87
核反応とエネルギー……………… 71
核反応とクーロン障壁…………… 71
核反応による原子番号と質量数の増減
　………………………………… 89
核反応の模型図…………………… 69
核粉砕反応………………… 61, 72
核分裂…………………… 68, 70, 72
核分裂収率………………… 70, 77
核分裂生成物……………… 70, 77
核分裂生成物による環境汚染………… 80
核分裂断面積……………………… 88
核分裂と制御のしくみ…………… 74
核分裂による製造………………… 80
核分裂の制御……………………… 74
核分裂の利用……………………… 77
核分裂片…………………………… 72
核力………………………………… 34
ガスクロマトグラフィ………… 108, 111
加速器質量分析法………………… 63
加速器の仕組みと新たな取組み…… 152
加速器を利用した分析…………… 149
過テクネチウム酸ナトリウム………… 93
　　——の分離…………………… 110
価電子……………………………… 19
荷電粒子…………………………… 18
荷電粒子放射化分析法…………… 14
荷電粒子励起蛍光X線法 ………… 14
過渡平衡………… 12, 47, 53, 55
カラムクロマトグラフィ……… 108, 110
還元………………………………… 127
間接電離放射線…………………… 28
間接標識法………………………… 132
間接法……………………………… 144

き

輝尽発光強度の減衰……………… 158
基底状態………………… 17, 33
基底状態と励起状態……………… 18
軌道電子………………… 16, 19
軌道電子捕獲…………… 7, 34, 37
希土類元素………………………… 22
逆希釈法………………… 14, 146

逆相カラム………………………… 116
吸収……………… 68, 70, 143, 155
吸収線量…………………………… 31
吸熱反応…………………………… 71
キュリー……………………………… 3
共沈法…………………… 13, 100
キレート…………………………… 129
均一標識化合物…………………… 130
金属のイオン化…………………… 117

く

空気カーマ………………………… 30
クーロン障壁……………………… 68
クーロン力………………… 17, 18, 34
グリニャール合成法……………… 127
グリニャール試薬………………… 127
グリニャール法…………………… 11
グレイ……………………………… 31
クロマトグラフィ……… 100, 108, 146
クロラミン-T ……………………… 131
クロラミン-T法 …………… 11, 131
クロレラ…………………………… 129
クロロ錯体………………………… 101

け

蛍光………………………………… 143
蛍光X線分析法 …………………… 151
結合エネルギー………………… 35, 44
原子………………………… 4, 16
原子核………………… 4, 16, 20
原子核断面積……………………… 86
原子核の安定性…………………… 16
原子核の結合エネルギー…………… 45
原子核の構造……………………… 21
原子核の質量数と結合エネルギーとの関係
　………………………………… 46
原子核の不安定要因……………… 35
原子質量…………………………… 44
原子の構造………………… 4, 21
原子爆弾…………………………… 74
原子番号………………… 4, 16, 21
検出器の種類……………………… 115
原子量……………………………… 27

原子炉……………………… 73, 75
原子炉により生産される放射性核種… 78
原子炉による製造…………………… 77
元素………………………… 16, 20
減速材……………………… 74, 77
元素の性質…………………………… 16
元素の特徴…………………………… 22

こ

抗原抗体反応………………………… 160
高速液体クロマトグラフィ………… 115
高速中性子…………………………… 79
光電子の放出………………………… 143
光電子分光…………………………… 151
光量子放射化分析法………………… 151
コールド……………………………… 10
コレクティングバイアル…………… 95

さ

サイクロトロン………… 4, 75, 81, 82
　──で製造される主な放射性核種
　…………………………… 81, 82
サイクロトロンによる製造………… 81
　──の実際………………………… 83
酢酸の合成…………………………… 127
酸化…………………………………… 131
サンドイッチ法……………………… 160
散乱…………………………… 68, 143
残留核………………………………… 68

し

ジイソプロピルエーテル…………… 106
シーベルト…………………… 31, 32
ジェネレータ………… 47, 75, 92, 95
　──により製造される主な放射性核種
　…………………………………… 92
　──の構造と使用法……………… 95
しきい値……………………… 71, 72
自己の放射線による分解…………… 136
自然放射線…………………… 48, 58
子孫核種……………………………… 58
実効線量……………………………… 32

質量欠損……………………………… 44
　──の計算………………………… 45
質量差………………………………… 71
質量数……………………… 4, 17, 21
質量とエネルギーの等価性………… 45
質量分析計…………………………… 126
自動合成装置………………………… 85
　──の導入………………………… 84
自発核分裂…………………… 72, 74
周期番号……………………………… 22
周期表……………………… 20, 22
周期律……………………… 20, 22
自由電子の発生起源………………… 38
重陽子………………………………… 23
重粒子線がん治療…………………… 151
準安定状態…………………………… 39
順相カラム…………………………… 116
純度検定……………………………… 100
純度試験……………………………… 84
昇華……………………… 100, 120
娘核種……………………… 47, 53, 92
昇華・蒸留法………………………… 120
照射時間……………………………… 89
照射線量……………………………… 30
蒸発…………………………………… 120
消滅放射線…………………………… 36
蒸留法……………………… 13, 100
ジラード‐チャルマー効果………… 153
ジラード‐チャルマー法……… 13, 121
シングルフォトン放出核種………… 76
人工放射性核種…………… 24, 58, 62
人工放射性元素……………………… 22
人工放射線………………… 48, 58

す

水酸化第二鉄沈殿による共沈法…… 101
水相…………………………………… 105
水素元素の同位体……………………… 5
水素の同位体………………………… 25
スカベンジャ……………… 13, 100
スズ還元法………………… 11, 129
スピン………………………………… 41
スルファニル酸の合成……………… 128
スルフィン酸………………………… 128

せ

制御棒‥‥‥‥‥‥‥‥‥‥‥‥‥ 73，74
生合成法‥‥‥‥‥‥‥‥‥‥‥ 10，129
生成核‥‥‥‥‥‥‥‥‥‥‥‥‥‥‥ 68
生成放射能‥‥‥‥‥‥‥‥‥‥‥‥‥ 89
製造管理‥‥‥‥‥‥‥‥‥‥‥‥‥‥ 84
制動 X 線 ‥‥‥‥‥‥‥‥‥‥‥‥‥ 34
生物学的半減期‥‥‥‥‥‥‥‥ 47，52
遷移‥‥‥‥‥‥‥‥‥‥‥‥‥‥‥‥ 18
遷移元素‥‥‥‥‥‥‥‥‥‥‥‥‥‥ 22
線スペクトル‥‥‥‥‥‥ 35，37，38
全断面積‥‥‥‥‥‥‥‥‥‥‥‥‥‥ 87
全般標識化合物‥‥‥‥‥‥‥‥‥‥ 130

そ

総放射能量‥‥‥‥‥‥‥‥‥‥‥‥‥ 11
族‥‥‥‥‥‥‥‥‥‥‥‥‥‥‥‥‥ 22
即発中性子‥‥‥‥‥‥‥‥‥‥‥‥‥ 73
組織加重係数‥‥‥‥‥‥‥‥‥‥‥‥ 32

た

代表的な沈殿の溶解度積‥‥‥‥‥‥ 103
代表的な沈殿反応‥‥‥‥‥‥‥‥‥ 103
炭酸バリウム‥‥‥‥‥‥‥‥‥‥‥ 127
弾性散乱‥‥‥‥‥‥‥‥‥‥‥‥‥‥ 68
炭素 14 の生成核反応 ‥‥‥‥‥‥‥‥ 6
炭素原子の模式図‥‥‥‥‥‥‥‥‥‥ 4
担体‥‥‥‥‥‥‥‥‥‥‥‥ 13，100
担体の化学形‥‥‥‥‥‥‥‥‥‥‥ 103
断面積‥‥‥‥‥‥‥‥‥‥‥‥‥‥‥ 86
　　──の概念‥‥‥‥‥‥‥‥‥‥‥ 87

ち

遅発中性子‥‥‥‥‥‥‥‥‥‥‥‥‥ 73
抽出率‥‥‥‥‥‥‥‥‥‥‥‥‥‥ 105
中性子‥‥‥‥‥‥‥‥‥‥ 4，16，23
中性子照射時間と生成放射能との関係
‥‥‥‥‥‥‥‥‥‥‥‥‥‥‥‥‥‥ 90
中性子と物質との相互作用‥‥‥‥‥ 79
中性子による核反応での製造‥‥‥‥ 78
中性子の特徴‥‥‥‥‥‥‥‥‥‥‥‥ 79
中性子放射化分析法‥‥‥‥‥‥‥‥ 149
中性微子‥‥‥‥‥‥‥‥‥‥‥ 23，36

中速中性子‥‥‥‥‥‥‥‥‥‥‥‥‥ 79
直接希釈法‥‥‥‥‥‥‥‥‥‥ 14，146
直接電離放射線‥‥‥‥‥‥‥‥‥‥‥ 28
直接標識法‥‥‥‥‥‥‥‥‥‥ 129，131
直接法‥‥‥‥‥‥‥‥‥‥‥‥‥‥ 144
チロシン‥‥‥‥‥‥‥‥‥‥‥‥‥ 131
沈殿生成物‥‥‥‥‥‥‥‥‥‥‥‥ 102

つ

追跡子‥‥‥‥‥‥‥‥‥‥‥‥‥‥ 126

て

鉄イオン〔Fe^{3+}〕のジイソプロピルエーテ
ルによる抽出‥‥‥‥‥‥‥‥‥‥ 106
電気泳動法‥‥‥‥‥‥‥‥‥ 119，134
電気化学的分離法‥‥‥‥‥‥‥‥‥ 13
電気化学的方法‥‥‥‥‥‥‥ 100，117
典型元素‥‥‥‥‥‥‥‥‥‥‥‥‥‥ 22
電子‥‥‥‥‥‥‥‥‥‥‥ 4，17，23
電子軌道‥‥‥‥‥‥‥‥‥‥‥‥‥‥ 17
電磁波‥‥‥‥‥‥‥‥‥‥‥‥‥‥‥ 28
電子ボルト‥‥‥‥‥‥‥‥‥‥‥‥‥ 29
天然の時計を使った年代測定‥‥‥‥ 63
天然放射性核種‥‥‥‥‥‥ 24，48，58
デンプン‥‥‥‥‥‥‥‥‥‥‥‥‥ 129
電離‥‥‥‥‥‥‥‥‥‥‥‥‥‥‥‥ 19
電離エネルギー‥‥‥‥‥‥‥‥‥‥‥ 17
電離放射線‥‥‥‥‥‥‥‥‥‥‥‥‥ 28

と

同位元素‥‥‥‥‥‥‥‥‥‥‥‥ 5，24
同位体‥‥‥‥‥‥‥‥‥‥ 5，16，24
同位体希釈法‥‥‥‥‥‥‥‥‥ 14，146
同位体効果‥‥‥‥‥‥‥‥‥ 142，154
同位体交換反応‥‥‥‥‥ 129，142，154
同位体交換法‥‥‥‥‥‥‥‥‥ 10，129
同位体存在度‥‥‥‥‥‥‥‥‥‥‥‥ 27
同位体存在比‥‥‥‥‥‥‥‥‥ 24，26
同位体存在比と原子量‥‥‥‥‥‥‥‥ 26
同位体担体‥‥‥‥‥‥‥‥‥‥ 13，100
同位体誘導体法‥‥‥‥‥‥‥‥‥‥ 148
統一原子質量単位‥‥‥‥‥‥‥ 27，44
透過‥‥‥‥‥‥‥‥‥‥‥‥‥‥‥ 155

167

等価線量……………………………… 31
同重体……………………………… 24
同中性子体………………………… 24
特性 X 線 ……… 34, 37, 38, 143, 151
特定標識化合物………………… 130
トリウム系列……………… 48, 59
トリチウム………………………… 129
トリトン……………………………… 23
トレーサ………………………… 10, 126
トレーサ量……………………… 100
トレーサ利用…………………… 153

な

内部転換………………… 7, 34, 38
内部転換電子…………………… 38

に

二次電離放射線………………… 28
二次分解……………………… 11, 136
二次放射性核種………………… 6, 58
二重希釈分析法………………… 147
二重希釈法……………………… 14
二重結合………………………… 128
入射粒子………………………… 68
人間活動で生成する放射性核種……… 62

ね

熱中性子………………… 30, 73, 77
熱中性子による核反応………… 79
熱中性子捕獲反応……………… 78
ネプツニウム系列……………… 59
年代測定………………………… 62

は

バーン…………………………… 86
薄層クロマトグラフィ……… 109, 134
薄層板…………………………… 109
バッチ法………………………… 13
発熱性物質試験………………… 84
発熱反応………………………… 71
パリティ………………………… 41
半減期………………… 9, 50, 82
反跳エネルギーによる化学形の変化… 121

反跳効果………………… 13, 153
反跳標識法……………… 10, 129

ひ

非 RI 標識化合物 ………………… 10
ヒスチジン……………………… 131
非弾性散乱……………………… 68
非同位体担体…………………… 13
比放射能………… 11, 75, 91, 100, 127
──の模式図……………… 11
標識……………………………… 93
──位置の表し方…… 10, 130
標識核種の種類………………… 127
標識化合物……………………… 126
──の合成法…………… 127
──の純度……………… 133
──の保存……………… 136
標識の位置……………………… 127
標識の数………………………… 127
標識用キット…………………… 95
──による ^{99m}Tc 放射性医薬品の調整
………………………… 96
標的核…………………………… 68
表面効果………………………… 35
品質管理………………………… 84

ふ

フィッショントラック法…………… 63
フェーディング………………… 158
複合核………………… 68, 73
不足当量法……………… 14, 146
物質に放射線を照射したときの
エネルギー吸収・損失過程……… 143
沸点……………………………… 133
物理学的半減期………… 47, 52, 100
ブドウ糖………………………… 129
ブラッグの法則………… 14, 151
分解要因と抑制方法…………… 137
分岐壊変………………………… 41
分取……………………………… 109
分配係数………………………… 105
──の求め方……………… 106
分離法…………………………… 13
分離モードとカラムの種類………… 116

へ

平均寿命………………………………… 52
ヘヴェシー………………………………… 4
ペーパークロマトグラフィ…… 108, 134
ベクレル……………………………… 2, 29
ヘス………………………………………… 4
ヘッドスペース………………………… 137
ベンゼンスルホン酸の合成…………… 128

ほ

放射化………………………… 143, 149
放射化学的純度…………… 11, 12, 134
放射化学分析法………………………… 144
放射化断面積……………………………… 86
放射化分析………………………………… 14
　　──の特徴…………………………… 150
　　──法………………………………… 149
放射合成法……………………………… 129
放射性医薬品……………………………… 75
放射性壊変…………………………… 16, 29
放射性壊変系列…………………………… 47
　　──に属さない天然の放射性核種… 61
放射性壊変系列を構成する放射性核種
　　……………………………………… 59
　　──とその半減期…………………… 60
放射性壊変の種類………………………… 33
放射性壊変の法則………………………… 48
放射性壊変のまとめ……………………… 39
放射性壊変（崩壊）系列………………… 53
放射性核種………………… 17, 47, 100
放射性核種純度………………………… 133
放射性核種の化学的な利用…………… 14
放射性核種の製造………………………… 75
放射性核種の分離………………… 13, 100
放射性炭素法……………………………… 63
放射性同位元素…………………… 16, 25
放射性同位体………… 4, 5, 16, 24, 25
　　──の製造法………………………… 5
放射性トレーサー法……………………… 4
放射性物質の化学的性質…………… 142
放射性ヨウ素の蛋白質標識法……… 131
放射線…………………………… 2, 4, 17
放射線化学反応………………………… 136
放射線加重係数…………………………… 31
放射線測定による主な年代測定法…… 64

放射線の作用の強さの単位………… 31
放射線の種類……………………………… 5
　　──と単位…………………………… 32
放射線の強さの単位…………………… 29
放射線の透過力…………………………… 5
放射線の特性と分析法………………… 150
放射線の物理的性質…………………… 143
放射線の分類……………………………… 40
放射滴定法……………………………… 145
放射能………………… 2, 8, 17, 28
　　──と放射線の強さ………………… 33
放射能濃度…………………………… 11, 12
放射能の強さの単位…………………… 29
放射能を利用した化学分析法……… 144
放射分析法……………………………… 144
放射平衡…………… 12, 47, 53, 54
　　──が成立しない場合……………… 58
　　──における原子数………………… 54
放出粒子…………………………………… 68
飽和係数…………………………………… 89
ボーアの原子模型………………………… 18
捕獲………………………………………… 68
捕獲γ線…………………………………… 70
捕獲断面積………………………………… 87
捕獲反応…………………………………… 70
保持時間………………………………… 111
保持担体…………………………… 13, 100
ポジトロン放出核種……………………… 81
　　──の主な製造方法………………… 76
捕集剤…………………………………… 100
ホット……………………………………… 10
ホットアトム…………………………… 121
ホットアトム効果……… 91, 142, 153
ホットアトム法………… 13, 129, 153
ボルトン‐ハンター法………… 11, 132

ま

マクロ断面積……………………………… 86
マジックナンバー…………… 26, 35, 74
魔法数………………………… 26, 35, 74

み

ミクロ断面積……………………………… 86
ミルキング…………………………… 47, 92

む

無菌試験 84
無担体 80, 91
無担体状態における比放射能 91
無担体分離 77
無担体放射性核種の調整法 91

め

名目標識化合物 130

ゆ

有核原子模型 18
有機酸 127
有機相 105
有機溶媒 105
有効半減期 47, 52
融点 133
誘導核分裂 72, 74
誘導核分裂反応の模型図 73
誘導放射性核種 6, 58, 61

よ

溶解度積 101, 102
ヨウ化ナトリウム 131
陽子 4, 16, 23
陽電子 23
溶媒 11, 12
溶媒抽出法 13, 100, 105, 146
ヨードゲン 131
　　──法 11, 131
よく使用される RI の生成核反応 6
よく使用される核種の物理的特性と取扱法 8

ら

ラクトペルオキシダーゼ法 11, 131
ラザフォードの実験 72
ラジウム 3
ラジオアイソトープ 5
ラジオアッセイ法 14, 160
ラジオイムノアッセイ 14, 160

ラジオコロイド 100
　　──の生成 142
ラジオコロイド法 13, 120, 154
　　──による $^{90}Sr^{2+}$ と $^{90}Y^{3+}$ の分離 120
ラジオルミノグラフィ 14
ラジカル 136
ラジカルスカベンジャ 136
ラベル付化合物 126
ランタノイド 22

り

リガンド - 受容体反応 160
リジン 132
リジン残基への導入 132
硫化物 128
硫酸 128
粒子線 28
粒子フルエンス 30
粒子・放射線に関連する記号 23
粒子放出反応 70
臨界 74
リン酸イオンと硫酸イオンの分離 103

れ

励起 17, 19
励起関数 86, 88
励起状態 33
冷中性子 79
連鎖反応 73
連続壊変 53
連続スペクトル 36
レントゲン 2

ろ

ローレンツ力 82
ろ紙 108

A

AMS 法 ································ 63
ARG ································· 155

B

BaFl：Eu の構造と発光メカニズム··· 157

E

EC 壊変 ······························ 37

G

GPC 用カラム ····················· 116

H

HIMAC 重粒子線がん治療装置······ 152
HPLC ······························· 115
　　──の構成························ 115

I

in vivo 診断用シングルフォトン放出核種
　の主な製造方法····················· 76
IP······································ 157
IRMA ··························· 14，160

K

K-Ar 法 ························· 62，64

N

NAA ································ 149

P

PAA ································· 151
PET 施設の構成 ····················· 86
PIXE ································· 14
PIXE 法 ····························· 151

Q

Q 値································ 71，72

R

Rb-Sr 法 ···························· 63
Rf 値 ······························ 108
RI ································· 5
RIA ··························· 14，160
RI 核種の例 ························· 5
RI 標識化合物 ······················ 10

U

U-Th-Pb 法 ························· 63

X

XRF ······························· 151
X 線···························· 2，23
X 線回折法······················ 14，151
X 線写真とオートラジオグラフィ··· 156

数字・記号

^3H 標識化合物の合成 ·············· 128
^{11}C ································ 82
^{13}N ································ 82
^{14}C 標識化合物の合成 ············· 127
^{14}C 法 ····························· 62
^{15}O ································ 82
^{16}N の壊変 ······················· 51
^{18}F ································ 82
^{32}P の壊変曲線 ··················· 50
^{35}S 標識化合物の合成 ·············· 128
^{40}K の壊変図 ····················· 42
^{63}Cu の陽子による励起関数 ········· 88
^{68}Ga ······························ 76
^{81}Rb-^{81m}Kr ジェネレータ ········· 92
^{82}Rb ······························ 76
^{89}Sr ······························ 79
^{90}Y ································ 79
　　──の分離 ······················ 101
^{99}Mo-^{99m}Tc ジェネレータ ········ 93
　　──の原理 ······················ 95
^{99}Mo の壊変曲線 ················· 94
^{99}Mo の壊変図 ··················· 43
^{99}Mo の製造方法 ················· 78
^{99m}Tc ····························· 76
　　──の生成曲線····················· 94
^{123}I ································ 82

171

^{137}Cs の壊変図 ……………………… 41

^{223}Ra …………………………… 35，79

^{235}U の核分裂により生成される主な放射
性核種 ……………………………… 80

^{235}U の断面積………………………… 88

α 壊変………………………… 6，34

α 線……………………………… 3，6

α 粒子……………………………… 8，23

β 壊変……………………… 7，34，36

β^{+}壊変 ……………………… 7，34，36

β^{-}壊変 ……………………… 34，36

β 線……………………………… 3，7，36

β 線エネルギー……………………… 8

β 粒子……………………………… 8

γ 壊変………………………… 34，37

γ 線………………………… 3，7，23

改訂第2版　診療放射線技師 スリム・ベーシック
放射化学

2010年 4月 10日　第 1 版第 1 刷発行
2018年 3月 10日　第 2 版第 1 刷発行

- **編　集**　福士政広　ふくし　まさひろ

- **発行者**　鳥羽清治

- **発行所**　株式会社メジカルビュー社
　〒162-0845 東京都新宿区市谷本村町2-30
　電話　03(5228)2050(代表)
　ホームページ　http://www.medicalview.co.jp/

　営業部　FAX　03(5228)2059
　　　　　E-mail　eigyo@medicalview.co.jp

　編集部　FAX　03(5228)2062
　　　　　E-mail　ed@medicalview.co.jp

- **印刷所**　シナノ印刷　株式会社

ISBN 978-4-7583-1916-4　C3347

©MEDICAL VIEW, 2018.　Printed in Japan

・本書に掲載された著作物の複写・複製・転載・翻訳・データベースへの取り込みおよび送信
　(送信可能化権を含む)・上映・譲渡に関する許諾権は，(株)メジカルビュー社が保有してい
　ます.
・ JCOPY 〈出版者著作権管理機構 委託出版物〉
　本書の無断複製は著作権法上での例外を除き禁じられています. 複製される場合は, その
　つど事前に, 出版者著作権管理機構(電話 03-3513-6969, FAX 03-3513-6979, e-mail：
　info@jcopy.or.jp)の許諾を得てください.

・本書をコピー, スキャン, デジタルデータ化するなどの複製を無許諾で行う行為は, 著作
　権法上での限られた例外(「私的使用のための複製」など)を除き禁じられています. 大学,
　病院, 企業などにおいて, 研究活動, 診察を含み業務上使用する目的で上記の行為を行う
　ことは私的使用には該当せず違法です. また私的使用のためであっても, 代行業者等の第
　三者に依頼して上記の行為を行うことは違法となります.

待望の **3rd edition** 遂に登場!!

国試突破の重要ポイントを全科目完全網羅!!

コンパクトサイズ & 暗記用赤シート対応!!

編集　福士政広　首都大学東京 健康福祉学部 放射線学科 教授

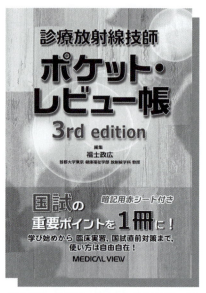

■A5判・440頁・定価(本体4,000円+税)

国試対策にも最大の威力を発揮!!

■本書の特徴

☆「平成32年版 診療放射線技師 国家試験出題基準」もふまえて改訂しました。
☆2nd edition刊行以降に行われた国家試験の出題傾向を綿密に分析し，新傾向の問題のエッセンスを追加しました。
☆文字や図表はなるべく大きく掲載し，画像を可能なかぎり刷新しました。
☆2nd edition同様，「基礎医学大要」の重要ポイントを巻末付録として収載し，全ての科目を網羅させました。
☆重要語句は赤字になっており，付属の暗記用赤シートで隠しながら勉強できます。

◎通学時や空いた時間に取り出して眺めるだけで，暗記やおさらいに役立つ1冊です。毎日の予習・復習や国試対策にご活用ください!!

メジカルビュー社　〒162-0845　東京都新宿区市谷本村町 2-30
TEL 03-5228-2050(代)
URL：www.medicalview.co.jp/

国試突破の最強ノート，4th edition!!
「平成32年版国試出題基準」に準拠して改訂!!

2020年以降はもちろん，
2018，2019年実施の国試受験者にも対応!

編集　福士政広　首都大学東京 健康福祉学部 放射線学科 教授

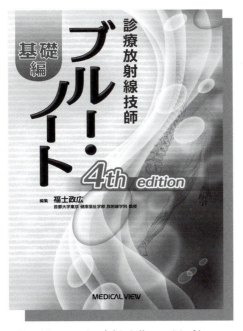

■B5判・592頁・定価(本体6,800円+税)

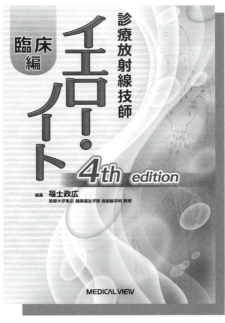

■B5判・632頁・定価(本体6,800円+税)

☆2020年春の国家試験から適用される新ガイドライン「平成32年版　診療放射線技師 国家試験出題基準」に合わせ，今後の国家試験にも対応できる内容としました。

☆各項目ごとに平易にかつポイントのみを記述し，図表を多用しました。

☆用語解説や補足説明も拡充することで，よりわかりやすく学習しやすい内容となっています。

◎「学生さんが各自の学習に合わせて「＋α」の知識を書き込み，独自の講義ノートを作成できる」という基本コンセプトを初版から受け継いでおり，日々の学習を積み重ねながら自ずと国家試験に十分対応できる知識が身に付く書籍となっています。

◎講義用のサブテキストから，学内試験，国試まで対応する診療放射線技師養成校学生必携の一冊として，ぜひご活用ください!!

メジカルビュー社

〒162-0845　東京都新宿区市谷本村町 2-30
TEL 03-5228-2050(代)
URL：www.medicalview.co.jp/

改訂第2版
パワーアップしてついに刊行!!

編集　福士政広 首都大学東京 健康福祉学部 放射線学科 教授

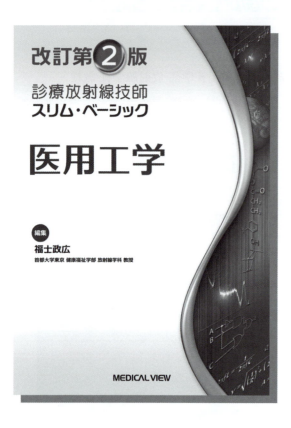

◆改訂のポイント◆

◆平成32年版 診療放射線技師国家試験出題基準に基づいて加筆修正！

◆初学者でも読み進めやすい記述・構成を初版から受け継ぎながら，必要に応じて原理の解説を強化！

◆理解を助ける「例題」を要所に配置！

◆巻頭の「学習到達目標」と項目の最後にある「おさらい」がより見やすくなり，講義や自己学習の状況把握が容易に！

◆視覚的・直感的な理解を助ける図表や，より深い知識や応用力を得るための囲み記事をさらに拡充！

全巻構成（全6巻）

● **放射線生物学**
B5判・208頁・定価（本体4,500円＋税）

● **医用工学** 改訂第2版
B5判・344頁・定価（本体4,800円＋税）

● **放射線物理学**
B5判・372頁・定価（本体4,800円＋税）

● **放射線計測学**
B5判・280頁・定価（本体4,600円＋税）

● **放射化学** 改訂第2版
B5判・192頁・定価（本体4,400円＋税）

● **核医学**
B5判・296頁・定価（本体4,700円＋税）

メジカルビュー社

〒162-0845　東京都新宿区市谷本村町 2-30
TEL 03-5228-2050(代)
URL：www.medicalview.co.jp/

元素の周期律表

族	1	2	3	4	5	6	7	8	9
周期									
1	1.008 1 H 水素								
2	6.941※ 3 Li リチウム	9.012 4 Be ベリリウム							
3	22.99 11 Na ナトリウム	24.31 12 Mg マグネシウム							
4	39.10 19 K カリウム	40.08 20 Ca カルシウム	44.96 21 Sc スカンジウム	47.87 22 Ti チタン	50.94 23 V バナジウム	52.00 24 Cr クロム	54.94 25 Mn マンガン	55.85 26 Fe 鉄	58.93 27 Co コバルト
5	85.47 37 Rb ルビジウム	87.62 38 Sr ストロンチウム	88.91 39 Y イットリウム	91.22 40 Zr ジルコニウム	92.91 41 Nb ニオブ	95.95 42 Mo モリブデン	[99] 43 Tc テクネチウム	101.1 44 Ru ルテニウム	102.9 45 Rh ロジウム
6	132.9 55 Cs セシウム	137.3 56 Ba バリウム	57–71 ランタノイド	178.5 72 Hf ハフニウム	181.0 73 Ta タンタル	183.8 74 W タングステン	186.2 75 Re レニウム	190.2 76 Os オスミウム	192.2 77 Ir イリジウム
7	[223] 87 Fr フランシウム	[226] 88 Ra ラジウム	89–103 アクチノイド	[267] 104 Rf ラザホージウム	[268] 105 Db ドブニウム	[271] 106 Sg シーボーギウム	[272] 107 Bh ボーリウム	[277] 108 Hs ハッシウム	[276] 109 Mt マイトネリウム

	1	2	3	4	5	6	7
ランタノイド元素	138.9 57 La ランタン	140.1 58 Ce セリウム	140.9 59 Pr プラセオジム	144.2 60 Nd ネオジム	[145] 61 Pm プロメチウム	150.4 62 Sm サマリウム	152.0 63 Eu ユウロピウム
アクチノイド元素	[227] 89 Ac アクチニウム	232.0 90 Th トリウム	231.0 91 Pa プロトアクチニウム	238.0 92 U ウラン	[237] 93 Np ネプツニウム	[239] 94 Pu プルトニウム	[243] 95 Am アメリシウム

備考：元素記号の左の数字は原子番号，上の数字は原子量をそれぞれ示す。
　　　本表の原子量は，地球起源で天然に存在する物質中の元素に適用される。
　　　※：市販品中のリチウム化合物のリチウムの原子量は6.939～6.996の幅をもつ。